U0351702

国家社会科学基金项目(09BJY082)

知识共享与服务创新

——基于知识管理的医院间合作共赢研究

梁建英 著

北 京

冶金工业出版社

2010

内 容 提 要

知识共享与服务创新是许多企业的共同愿望和目标之一,医院作为知识密集型和技术密集型的服务性行业,要想建立和保持自己的竞争优势,必须不断提高技术能力和市场能力,改善服务质量。技术能力和市场能力是医院生存的基础和持续发展的动力,医院在技术能力和市场能力的培育过程中,知识获取对能力的构建具有重要影响。

本书基于知识管理理论,通过对我国医院的实际考察和研究,深入分析了医院间通过合作进行知识获取对医院能力及绩效产生的影响,并进行了实证检验。

本书可供经济管理类研究人员、分析人员、医院管理人员及医务工作者阅读,也可供大专院校相关专业的师生参考。

图书在版编目(CIP)数据

知识共享与服务创新:基于知识管理的医院间合作共赢研究/梁建英著. —北京:冶金工业出版社,2010.3
ISBN 978-7-5024-5170-7

Ⅰ.①知… Ⅱ.①梁… Ⅲ.①知识经济—应用—医院—经济合作—研究—中国 Ⅳ.①R197.32

中国版本图书馆 CIP 数据核字(2010)第 019852 号

出 版 人 曹胜利
地　　址 北京北河沿大街嵩祝院北巷 39 号,邮编 100009
电　　话 (010)64027926 电子信箱 postmaster@cnmip.com.cn
责任编辑 张登科 美术编辑 张媛媛 版式设计 葛新霞
责任校对 栾雅谦 责任印制 牛晓波
ISBN 978-7-5024-5170-7
北京百善印刷厂印刷;冶金工业出版社发行;各地新华书店经销
2010 年 3 月第 1 版,2010 年 3 月第 1 次印刷
850mm×1168mm　1/32;7.25 印张;192 千字;216 页;1-2000 册
26.00 元

冶金工业出版社发行部　电话:(010)64044283　传真:(010)64027893
冶金书店　地址:北京东四西大街 46 号(100711)　电话:(010)65289081
(本书如有印装质量问题,本社发行部负责退换)

前　言

　　改革开放以来,中国的医疗市场正在由传统的计划经济体制向社会主义市场经济体制转变。医院开始作为市场经济的主体,从坚持公益为主转向公益与利益并重,生存与发展的问题客观地摆在了面前,尤其对技术力量相对薄弱的基层医院,其生存与发展问题已成为关系到群众"看病难"和"看病贵"的突出问题。

　　2006年初,由西安交通大学管理学院李垣教授挂帅,与众多博士生、硕士生一起组建了医疗体制改革调研小组。我作为其中的一员,通过对陕西、山西、河南、山东四省150多所大、中、小医院进行调研,对目前我国医院的实际情况有了较深入的了解,并确定了自己的研究方向之一——利用知识管理理论和联盟控制理论分析我国医院通过合作提升服务能力、改善服务绩效过程中遇到的问题和解决的途径。

　　2009年,在河北经贸大学,我们课题组申请了国家社会科学基金项目"对外投资和合作方式创新:服务外包的风险及其控制机制研究"。其中,"知识共享与服务创新——基于知识管理的医院间合作共赢研究"作为该项目的课题之一,并形成了阶段性成果。

　　医院联盟被看作是合作伙伴为了实现资源互补、优势相长等战略目标,通过事先达成协议的方式而结成的一种平等独立的、互为补充的合作伙伴关系。它以合作为内容,共享经营风险和收益,通过成员分享技术知识和市场知识实现双赢。自1990年以来战略联盟数量以每年25％的速度增长,它已成为组织进行资源配置,增强自身竞争力的一种战略选择。由于战略联盟是介于企业与市场之间的一种组织形态,尚缺乏有效的管理手段,因此联盟被视为一种高风险战略。研究表明,战略联盟的失败率高达50％,这使得识别和管理联盟风险就显得尤为重要。

为了实现联盟目标,加强联盟的控制机制势在必行。一方面,契约控制可以较好地防止伙伴的机会主义行为和增强联盟的稳定性,但契约控制过于死板和僵化,不能适应快速多变的外部环境,而以信任为基础的关系控制强调了伙伴间的相互信任和承诺的重要性,当出现变化和冲突时,信任可以帮助人们打消对伙伴机会主义行为的恐惧,降低合作过程中的交易成本,弥补契约的局限和不足。另一方面,契约控制是培养双方信任的前提和基础,它可以为关系控制提供强有力的保证。本书全面分析了两种控制机制对于联盟绩效的影响,指出了各自的优势和不足,并且分析了它们的交互作用。

医院作为知识密集型和技术密集型的服务性行业,要想建立和保持自己的竞争优势,就必须不断提高技术能力和市场能力,改善服务质量。技术能力和市场能力是医院生存的基础和持续发展的动力。在医院技术能力和市场能力的培育过程中,知识获取对能力构建具有重要影响。然而要通过自身投资获取所有知识或提高能力,单个医院要付出高昂的物质成本与时间成本,同时还要冒着失去灵活性和管理能力不足的巨大风险。因此,通过战略联盟的知识共享,借助于外部力量去实现改进目标、降低风险,已成为许多医院的必然选择。

本书基于知识管理理论，分析了医院间合作对医院能力及绩效产生的影响，并进行了实证检验。

　　本书的主要特点表现在以下几个方面：

　　第一，在整合组织学习理论、组织能力理论、联盟控制理论的基础上，构建了一个包括联盟知识共享、技术能力/市场能力、契约控制/关系控制与组织绩效等在内的概念模型，将经济转型时期医院联盟知识共享过程，医院技术能力/市场能力的构建、契约控制/关系控制的调节作用和医院绩效纳入了一个统一的框架进行研究，揭示了通过联盟知识共享实现医院竞争优势的合理途径。组织既可以通过知识共享提升技术能力，改善绩效，也可以通过知识共享提升市场能力，改善绩效。研究突出了医院知识管理中的一些特殊性，如医院知识是医疗服务过程中起主导作用的生产要素；医院知识只有有效地转化为医院服务于患者的能力，才能够充分发挥知识在医疗服务中的竞争优势等。研究弥补了以往单纯对联盟知识共享与能力之间的关系，或单纯对组织能力与绩效之间关系等进行孤立研究的不足。

　　第二，研究从医院内部和医院之间揭示了联盟知识共享对不同层级医院技术能力/市场能力的不同影响。联盟知识共享不仅是组织能力的一个重要的外部来源，而且对组织不同能力的影响也不同。这一结论丰富了前人关于知识共享与组织能力之间关系的研究，提供了实证数据的有力支持。指出了联盟知识共享对上级医院技术能力的影响小于对市场能力的影响；联盟知识共享对下级医院技术能力的影响大于对市场能力的影响；并进一步指出，联盟知识共享对上级医院技术能力的影响要小于对下级医院技术能力的影响;联盟知识共享对上级医院市场能力的影响要大于对下级医院市场能力的影响。

第三,研究揭示了医院不仅可以通过技术能力或市场能力的提升来改善绩效,而且技术能力和市场能力存在互补性关系,尤其是对于资源丰富、能力强大的上层医院,技术能力和市场能力的交互作用能够实现"1+1>2"的效果。这从一个侧面反映出我国大型医院,既可以通过提升技术能力,也可以通过提升市场能力来实现医院绩效的改善。但是,对于资源和能力相对较弱的基层医院,技术能力和市场能力两者同时得到发展会因缺乏必要的物质基础和能力基础而受到制约。

第四,研究将契约控制和关系控制引入到联盟的知识管理中,并对联盟知识共享实现组织技术能力/市场能力提升之间关系调节作用的有效性进行了比较分析。指出契约控制负向调节联盟知识共享与上级医院技术能力之间的关系,正向调节联盟知识共享与下级医院技术能力之间的关系。契约控制正向调节联盟知识共享与上级医院市场能力之间的关系,负向调节联盟知识共享与下级医院市场能力之间的关系。关系控制负向调节联盟知识共享与不同层级医院技术能力提升之间的关系,负向调节联盟知识共享与上级医院市场能力之间的关系,但正向调节联盟知识共享与下级医院市场能力之间的关系等。

本书虽然以医院为背景,但是知识管理适用于任何组织。希望本书研究能够抛砖引玉,促进我国组织学习理论、组织核心能力与联盟控制理论的定性与定量研究,为推动我国组织能力提升和绩效改善贡献一点绵薄之力。

　　本书是以作者的博士论文为基础,结合近几年的研究成果编写而成的。期间我要感谢我的博士导师李垣教授,感谢西安交通大学管理学院的李怀祖教授、万迪昉教授、廖貅武教授、杨健君教授在学习和生活中给予我的指导与帮助。感谢张帆老师、焦俊老师、高展军老师的写作建议;感谢史会斌博士在数据处理上的鼎力相助;感谢陈浩然博士、魏泽龙博士、蔡昊雯博士在我写作陷入困境时指点迷津。

　　另外,真诚地感谢河北经贸大学领导,特别是数学与统计学学院的任彪教授、赵秀恒教授,是他们强有力的支持,减轻了我在职学习中的工作负担,从而能够全身心地投入到学习和研究之中。

　　最后,深深地感谢我家人的理解、关心和鼓励,没有他们的支持,就不会有我的今天。

　　由于医院知识管理是一个较新的领域,对于该课题的研究尚处于探索阶段,同时,由于作者水平和能力所限,书中存在不足和尚需完善的地方,恳请读者批评指正。

作　者
2009 年 12 月

◈ 目　　录

1 绪　论

改革开放后,中国的医疗市场开始由传统的计划经济体制向社会主义市场经济体制转变,但一段时间以来,一些医院片面追求经济利益,偏离了坚持社会公益事业为主的正确方向,广大群众"看病难"和"看病贵"的问题相当突出,亟待解决。

作为知识密集型和技术密集型的服务性行业,医院要想改变这种状况,建立和保持自己的竞争优势,就必须不断提高技术能力和市场能力,改善服务质量。技术能力和市场能力是医院生存的基础和持续发展的动力。在医院技术能力和市场能力的培育过程中,知识获取对能力构建具有重要影响。然而要通过自身投资获取所有知识或提高能力,单个医院要付出高昂的物质成本与时间成本,同时还要冒着失去灵活性和管理能力不足的巨大风险。因此,通过战略联盟的知识共享,借助于外部力量去实现改进目标、降低风险,已成为许多医院的必然选择。

核心医院因其技术优势和区位优势生存状况较好,而社区医院规模小、技术弱,效益普遍较差。近几年,政府投巨资改善社区医院的经营环境,但社区医院的经营状况仍没有大的改观。核心医院的人、财、物处于超负荷状态,造成群众"看病难";加之核心医院的人力成本、经营成本较高,又造成群众"看病贵",导致35%的乡村患者因无经济能力而不去医院就医,28%的患者因无力负担医院昂贵的费用而被迫中止就医(Lee Sh, Ng AW, Zhang K,2007)。政府对这一现象高度关注,希望通过社区医院与核心医院联盟,以缓解核心医院的工作压力,改善社区医院的生存状况,解决群众"看病难"和"看病贵"的问题。医院方面(尤其是社区医院)亦有强烈的合作愿望,核心医院希望通过合作充分发挥自身冗余资源的作用,为组织带来更大的效益;社区医院希望通过合作获取上级医院的先进技术,改善生存状况。但随之而来的问题是,医院对如何管理与强化合作关系以提高绩效这一过程并不是十分清楚,而这对于解决群众"看病难"和"看病贵"的问题具有重要的影响。

从理论上讲,组织间合作主要关注知识获取,但对获取知识后如何将知识转化为能力,实现创新、提高绩效的关注较少,对改善绩效的路径不是十分清楚。运用国内外最新发展起来的相关理论,研究经济转型时期我国医院如何通过联盟实现有效的知识共享、分散创新风险、提高组织能力、实现持续竞争优势具有重要意义。

本章首先分析我国医院当前面临的外部环境发生了怎样的变化,接着指出这种变化使医院更加重视通过联盟改善绩效的意义,更加重视知识在提高组织能力、实现持续竞争优势过程中的价值,并由此探讨我国医院通过联盟知识共享、实现绩效改善过程中面临的主要问题。针对这些问题,本章简要总结了国内外理论界关于联盟知识共享和组织能力研究的近况,并就目前医院实践中存在的问题和理论研究的现状,本章最后凝练出本书研究的主要问题、内容和目标,并简要介绍本书的研究方法。

1.1　研究背景

1.1.1　研究的实践背景

1.1.1.1　医院外部环境的变化

A　经济转型给我国医疗体系带来的变化

计划经济时期,在整个经济发展水平相当低的情况下,通过有效的制度安排,中国用占 GDP 百分之三左右的卫生投入,大体上满足了几乎所有社会成员的基本医疗卫生服务需求,国民健康水平迅速提高,不少国民综合健康指标达到了中等收入国家的水平。这一时期,各级、各类医疗卫生机构的服务目标定位明确,即提高公众健康水平,不以营利为目的。之所以能够实现这种社会公益目标优先的定位,是由当时特定的组织与管理方式决定的。医疗服务体系的骨干部分是政府部门直接创办的国有机构,末端为隶属于城乡集体经济的集体所有制机构。政府通过计划手段进行管理,同时确保医疗卫生事业的资金投入。医疗卫生服务收入与机构和从业人员个人经济利益之间没有联系。国家通过计划控制来分配资源,从而领导和组织医院的正常运作,虽然没有效率,但保障了公平,为医院的平稳发展和人民群众低水平、广覆盖的医疗保障体系提供了制度性平台。

从20世纪80年代开始,中国的制度框架发生了重大的改变,对医院的成长战略和经营管理模式产生了直接的影响。在这些正式的限制性因素中,最明显的变化是计划经济体制的逐步解体和社会主义市场经济体制的逐步建立。在转型过程中,随着国家逐步放开对经济交换进行管理的权利,国有医院被赋予了越来越多的自主性;政府放宽了有关民营医院和外资医院的政策。不同医疗卫生机构之间的关系从分工协作走向全面竞争;医疗卫生机构的服务目标从追求公益目标为主转变为全面追求经济目标,不仅非公有制的医疗机构如此,公立医疗服务机构乃至公共卫生服务机构也是如此。换句话说,来自于计划经济体制的正式约束在转型过程中变得越来越弱。然而,与此同时,市场经济发展所必需的完善的法律体系并没有建立起来。完善的市场机制依赖于医患双方具有充分的市场信息。政府要建立医疗机构的技术专长、医疗质量、服务态度、医疗费等信息的发布制度,向社会提供关于医疗机构的充分信息,纠正患者由于信息不对称造成的错误选择,促进患者向能提供优质而价格相对低廉的医疗机构集中。发布医疗服务需求信息,引导社会资金投入,完善我国的医疗服务结构,满足群众日益多样化的医疗保健需求。况且,卫生服务行业有其特殊的技术与经济特点,如卫生服务的公共产品属性、外部性、供给方的专业性和垄断性、需求方的盲目性和被动性、卫生服务价格对需求的弹性小等,导致卫生服务市场也存在一般意义上的市场失灵,使市场机制对卫生资源的配置偏离了最优状态(郑大喜,2003)。结果是:一方面政府对医疗服务的财政投入逐年减少,另一方面市场化事实上并未真正放开,同时,政府对市场化(比如产权改制)方面又缺少监管,使得医疗服务陷入目前既无公平性、又无效率的状况。

由于医疗服务问题事关国家稳定、人民生活质量、经济发展的大问题,若完全按市场经济机制运作,会带来一系列不良后果。所以,当今世界大多数国家均将医疗保健服务纳入政府财政计划范围之中,采用各种方法予以调节、控制。如限制医疗服务价格、制定相关政策、调节医疗服务市场,以满足社会成员的基本医疗需要。这就使医疗服务具有了"准公共品"的特性。医疗服务内在的非公共品特性与其形式上的"准公共品"特性之间的矛盾既决定了医疗服务的有偿性,又决定了其价格偏离价值要求的必然性;既体现社会对医疗服务这一特殊商品分配的公平性原则,又使得这种公平必须建立在国家经济实际发展水平基础之上;既要满足社会人群基本医疗需求,又要求医疗机构本着诚实信用的原则,有效满足不同需求人群的不同服务需要;既要受社会保障能力的实际约束,又要满足患者个体的实际需求(李垣,张帆,2006)。

国务院发展研究中心课题组在2005年7月公布的一份研究报告中,对医疗卫生体制中出现的市场化倾向予以了否定。该报告指出:"现在医疗卫生机制出现商业化、市场化的倾向是完全错误的,违背了医疗卫生事业的基本规律"(国务院发展研究中心课题组,2005)。从表面上看,医改难的原因在于医疗服务的市场化,但是,深入研究下去却不难发现,导致医改难的更深层次的原因是在医疗机构市场化的过程中政府与市场双双不到位。在传统的计划经济体制下,国家实行统收统支的财政体系,与此相适应的是公立医疗机构一统天下。然而,伴随着市场经济体制的逐步完善,财政"分灶吃饭",政府不再掌握全部财政资源,如果还像过去那样继续维持办医主体的单一性,无疑会使国家不堪重负,无法满足民众多层次的健康需求。同时,医疗服务的计划体制也会增大成本,导致低效率,甚至造成社会资源的严重浪费。

B　对外开放给医院经营战略带来的影响

中国加入世界贸易组织后,中国医院的国际学术交流和技术合作日益增多,这为医疗卫生事业的进步和医疗学术的发展做出了积极的贡献。随着外资医院进入中国市场,中国医院既面临机遇,又遭遇挑战。为应对外部世界持续不断的改变及激烈竞争的市场环境,中国医院必须进行持续的适应性管理,一方面是加强组织学习和知识资源积累;二是需要展开更加广泛、更加深入的外部合作。知识经济和战略合作两股潮流在全球范围的兴起,给医院间知识与技术合作提供了时代的契机。

医院是知识密集型和技术密集型行业,知识是医院获取竞争优势的关键性资源(Hamel,1991),医院要想保持和建立自己的竞争优势,就必须拥有和发展其核心能力。然而,随着我国医疗市场的开放,医院面临着更加激烈的市场竞争。医院要想在这样的环境中生存与发展,只通过自身投资获取所有知识或提高能力,要付出高昂的物质成本与时间成本,同时还要冒着失去灵活性和管理能力不足的巨大风险。医院通过与其他医疗机构联盟,借助于外部力量去实现自身战略目标、降低风险已成为医院的必然选择。医院联盟已成为医院进行外部学习的良好平台,通过这个平台,医院能快速提高自身能力(Inkepen,1998)。近年来,医院联盟的数量有了大幅增长。

C　医院知识管理的兴起

21世纪是知识经济时代,知识作为一种相对独立的生产要素在经济发展中起着越来越重要的作用,影响企业竞争优势的主要因素已由有形资产逐渐转变为人力资本等知识要素,这就要求企业以知识资源为基础,加快知识创新以对这种全新的经济环境作出回应。

　　医院知识在迅速地增长,信息和知识是绝大多数医院前进的推动力。医院作为典型的知识型组织,是知识密集、人才密集的机构。医院的行业特性决定了医院的核心竞争力是以知识为代表的无形资产(如员工的知识、医患关系、市场定位与市场知识等等)。可以说,以知识为代表的无形资产已成为决定医院生死存亡的最有价值的资产和最锋利的竞争武器。对于知识的管理已经成为医院管理中最为重要的一部分(刘志国,林朝英,2004)。

　　a　医疗活动的每个环节都需要医院进行知识管理

　　医疗诊断与诊治过程,实际是医院知识共享的过程。医疗诊断与诊治过程涉及到多学科医学知识,这些学科包括临床、护理、药剂、检验、麻醉、营养、康复、心理以及医院管理,甚至有时包括法律、伦理等。更重要的是,诊断和治疗方案的确定和治疗过程的实施都涉及到知识的生产、获取、传播、使用,始终贯穿着持续吸纳医院、医生、护士、管理人员和患者的知识,这实际上就是一个知识管理的过程,医生需要从人工或计算机化的知识库中提取相应的知识,并将其与相关的知识进行整理、归纳、综合,最后使用并存储新产生的知识。医院需要依靠员工个人或集体的力量,通过有组织的活动去生产、获取并积累新的知识,完善既有的知识,在知识集成的基础上去使用知识,以实施相应的医疗活动。如果没有知识管理,员工仅凭个人知识,无法应对医疗活动对知识范围与知识容量的需求。

　　b　医院核心能力的培育需要医院加强知识管理

　　技术能力和市场能力是医院核心竞争力的重要组成部分。医务人员作为诊疗技术的载体,其服务水平直接影响到医院的生存与发展。医院通过改善知识管理,可以提高医生对知识的获取、共享、生产和应用的效率。这不仅有助于提高医生个人的医疗能力和医治效果,同时能带动医院整体医疗活动效率与质量的提高,进而提升患者的满意度,改善全民的医疗卫生状况,提高整个社会的福利水平。只有通过知识管理,建立医院的知识体系,才能形成和利用更多的知识,使整体知识得以扩大,组织知识的积累又反作用于个人,使得个人知识不断扩展。在这个循环的过程中,医院的知识积累越来越丰富,而正是这种医院独有知识的积累,加速了医院知识创新,才创造出不可模仿的医院核心能力。由此,医院越来越注重通过学习等途径来获得、积蓄和整合医院赖以营造持续竞争优势的关键技术和经营诀窍等无形资源,不断优化医院的资源结构,从而为医院竞争成功和获得持续成长奠定坚实的基础。事实上,在有效反映医院价值方面,这些无形资产往往超越了财务资产、不动产等其他有形资源的作用。目前,市场上占统治地位的已不再是物物交换,而越来越趋向于知识的交换。这种非物质形态的交换无法度量、难以定价,往往会导致很高的交易成本,因此必须考虑新的交换方式。

在知识经济时代,知识作为医院持久竞争优势的根源,不仅是因为医院内的知识,尤其是一些隐性知识难以被竞争对手所模仿,而且还在于当前知识存量所形成的知识结构决定了医院发现未来机会、配置资源的方法,医院内各种资源效能发挥程度的差别都是由医院现有的知识所决定的。同时,与医院知识密切相关的认知能力决定了医院的知识积累,从而决定了医院的竞争优势。各医院所面对的外部环境从客观上说都完全是相同的,但由于医院的知识结构和认知能力不尽一致,所以它们所能发现的市场机会也不相同。可以断定,未来的成功医院必将是那些把知识等无形资源作为独特生产要素,并能够比其他医院更快速、更有效地思考、学习、解决问题和采取行动的医院。

1.1.1.2 联盟是医院获取知识的重要途径

当前,联盟已成为医院获取知识的重要和有效的工具,这是因为:

(1)知识资产作为一种非实物性的资产,难以通过市场机制进行交易,因此知识的获取不能仅仅依靠市场交易来实现,尤其是对于难以书面化、蕴含在组织运作过程中的隐性知识更是如此。资源基础理论认为,医院组建联盟正是因为当知识资源不能有效地通过市场交易或并购获得的时候,联盟可用来与其他医院共享或交换知识资源。也就是说,医院可以利用其现有的知识与其他医院的知识进行融合,从而创造更大的知识价值。在知识对于医院越发重要的前提下,联盟通过提供更有效的知识共享途径(Uzzi,1997;Teece,1992),而成为了一种重要的组织形态。以进行知识共享和共同创造新知识为目的的联盟被称为知识联盟,知识联盟是医院获取隐性知识的良好途径。博格、顿肯和弗里德曼(1982)的研究表明:20 世纪 80 年代初期,50% 的联盟是为了获取对方知识。比如 1983 年美国通用汽车公司和日本丰田汽车公司各出 1 亿美元在美国建立新联合汽车公司,由日本人管理,生产由丰田设计的小型轿车。通过这一合作,通用学习了丰田生产方式和有关设计、生产技术,在美国小型轿车市场上站稳了脚跟;而丰田则通过学习通用的销售方法,得以进入美国这个世界上最大的汽车市场。

(2)随着科学技术的发展,技术开发的成本也越来越高,风险也越来越大。目前,一项新产品从开发到应用已构成一个庞大的系统工程,没有他人的技术,单个医院难以成功。在这种情况下,通过联盟进行技术合作,可以扩大信息传递的密度和速度,避免单个医院在研发中的盲目性和因孤军作战导致全社会范围的重复劳动和资源浪费,从而降低风险。在技术发展日新月异的今天,尖端技术很难再由一家医院、一个人独立拥有,只有通过医院间合作互补、资源共享,各医院的良性互动、成功链接、构筑开放式科研平台、充分利用全社会资源,才能把握和领导技术的前沿。医疗技术和设备开发时间长,投入资金大,需要多个医疗机构合作才能顺利开展,单个医院很难完成这样庞大的工程,这客观上要求医院之间必须开展合作,以应对医疗技术迅猛发展的挑战。

目前,医院的战略合作已经呈现出以产品、市场为主的资源型合作向以技术合作、联合研发为主要内容的知识型合作的演变。早期的医院合作主要围绕产品进行,通常称为产品合作,如联合采购医疗设备、药品等,其目的是为了降低采购成本。随着科学技术的迅猛发展,现代技术的综合性、复杂性使得医院研究与开发的难度越来越大,因此医院间合作更多地表现为以技术开发和研究成果共享为特征的知识合作,从战略上保持技术创新的能力和技术领先的市场竞争地位成为合作各方追求的首要目标。具有良好组织技能的医院能够在资源相对缺乏的条件下具有超常的竞争力,Prahalad 和 Hamel(1990)将核心能力称为"组织的积累性学识",从知识经济和组织学习的角度来看,未来医院间基于能力的竞争(compete on competence)很大程度上是组织学习能力的竞争。医院合作目标以及决定合作能否成功的关键因素在过去的 20 年中发生了很大的变化。在合作目标方面,从合作伙伴那里获得有价值的知识已经成为了合作关系建立的重要目标。在合作效率的取得方面,由于知识已经成为了关键的竞争要素,合作过程中成员间能否有效地共享知识将决定合作的效率。因此,跨越组织边界的知识共享是医院进行外部学习的重要一环,成功地进行知识共享是联盟医院达到学习目标的重要保障。组织间合作过程中的知识共享实现方式和实现程度,对于合作能否取得预期效果具有重要的影响,这一判断已经为实践所验证。

1.1.1.3 医院联盟知识共享问题

未来的竞争是基于知识的竞争,是合作中的竞争。在我国加入 WTO 后,大量外资医院进入我国医疗市场,一方面,这为我国医院提供了进入国际合作网络的良好契机,更有机会学习外方的先进技术,但在另一方面,外资医院先进的经营理念、方法,给我国医院经营带来了很大的压力,加剧了我国医院的竞争强度,给医院生存与发展带来了严峻挑战。在与外资医院的较量中,我国医院常处于弱势地位。长期以来我国医院的战略合作大都基于资金、设备等方面的资源,实际上,相对于资金、设备等实物资源而言,我国医院更缺乏的是技术、研发和管理等组织技能。在中外合作的实践中,我国医院往往是因为缺乏组织技能和知识产权而在合作中经常处于被动地位。对于我国医院而言,通过技能型合作提高组织能力更具有现实意义。医院参与技能型合作的根本动因就是知识获取效益的最大化,从医院外部的知识网络中获取自己所需的知识资源,在技术力量上保持竞争优势,从而在激烈的全球竞争中立于不败之地。在合作中最基本的交易筹码有三个:资金、技能和市场机会。医院要摆脱技术依赖,增加自己谈判筹码的主要方法是:更加善于合作,更加善于向合作方学习。只有不断地提升自身的组织学习能力和核心能力,才能在未来的市场角逐中持续成长。

近些年来,我国一些医院日益重视联盟在知识共享和竞争中的作用。许多医院通过同国内外医院的联盟,大大增强了竞争力。然而,由于国内对联盟的理论和实践认识都极为有限,因而联盟中的知识共享常不尽如人意。主要问题有以下几个方面。

A　对联盟知识共享的认识存在局限和不足

目前,我国医院普遍缺乏知识管理,知识共享的重要性被长期忽略和漠视,许多医院对联盟知识共享的作用和困难估计不足。医院知识体系中存在如下的问题:知识分布不合理,许多应该属于医院的知识,掌握在个人手中,核心知识被中层或基层控制,高层实际上被架空;缺乏知识共享机制,形成知识孤岛,造成诸侯割据的局面,使医院的整体协调困难,效率下降。他们很大程度上仅将联盟作为分散风险和盈利的工具,对利用联盟知识共享,提升组织能力,实现医院目标及困难认识不足。联盟知识要想转化为医院的能力,需要有匹配的资源作支撑。如果双方技术能力差异、市场开发能力差异过大,双方的知识就会出现不匹配,导致一方的知识不易被另一方所吸收,从而尽管共享了知识,但是却不能转化为组织能力;此外,如果组织成员之间的关系比较密切,那么他们的知识就会容易交流和应用,对于提高组织的能力是一个推动。

B 受管理因素的制约

尽管在理论上讲,战略联盟为企业提供了获取稀缺资源、分担风险的有效途径,然而随着联盟实践的深入,人们发现战略联盟并不像理论上所说的那样成功。导致联盟失败的管理因素有以下几个方面(吴海滨,2005):

(1)没有形成内容清楚的合作契约,缺乏防范合作中的投机行为的可实施的契约和其他机制。医院由于顾忌联盟可能导致的关键技术和资源的流失对其自身竞争优势的威胁,而未能履行对于联盟的投入。

(2)联盟控制方式单一,缺乏多种控制手段的组合在联盟管理中的作用。因为缺乏相应管理理论的指导,再加上联盟实践的经验不足,我国医院在联盟控制方式的选择和利用上有很大的盲目性。一些医院简单地将合作建立在"个人关系"的基础上,忽视了契约、制度的重要作用,从而导致联盟成员投机行为的发生;还有些医院则过分依赖正式控制,一味强调联盟契约的完备性,这一方面会导致签约成本和监督成本的提高,另一方面会使得医院忽视了组织之间沟通以及共同价值观的建立。

可以看出,联盟缺乏有效的控制机制是联盟失败的主要的原因。

(3)对通过联盟知识共享实现医院绩效改善的过程管理不够完善。处于经济转型时期的中国医院管理基础比较薄弱,组建联盟时没有明确的学习目标和学习计划,通过联盟知识共享提升组织能力的意识不强。目前许多医院对联盟中知识共享仍存在重视不足、管理不系统的现象。许多医院没有专门负责联盟学习事务的职位或部门,没有对联盟知识共享做出全面系统的总结和评估。所以对于联盟知识共享的实施与管理水平还很薄弱,盲目性较强。

上述实践中存在的问题如果不能很好解决,不仅影响到医院通过联盟知识共享目标的实现,甚至会严重影响到联盟自身的生存。上述现象归结到理论上的问题就是:在经济转型时期,如何通过联盟知识共享,利用知识这一最重要的无形资源的价值,实现医院的持续竞争优势。

1.1.2　研究的理论背景

随着组织活动和创新活动的日益复杂化,知识管理逐渐成为理论界关注的热点问题。基于资源与能力的企业理论回答了企业竞争优势的来源以及获取这些竞争优势的方式问题;知识管理理论则认为知识管理的根本目的就是最大限度地生产、获取、使用和传播知识,以提高企业的效率并形成企业的竞争优势。然而,上述这些理论还不能很好地解释企业在动态环境中如何持续发展的问题,缺乏对资源—能力—竞争优势的深入分析,较少关注能力构建的效果研究,对组织能力和组织绩效之间的联系关注不够,因而导致上述理论对能力构建的解释还不到位。结合以上理论问题和组织面临的困惑,我们将试图寻找理论上的支持和合理的解释。

1.1.2.1　基于资源和能力的理论对组织在动态环境中持续竞争优势的外部来源解释不够,促使学者们关注组织间的知识共享

随着新技术的突飞猛进,市场需求的变化速度不断加快,随之产品更新换代速度也越来越快,使得企业越来越认识到仅仅依靠关注产品市场地位和追求产品市场份额来维持企业竞争优势显然不够,它无法通过产生持续的竞争优势使企业获得持续的发展。在这种经济条件下,许多学者开始探寻从产品市场以外的其他方面寻求企业获得持续竞争优势的方式和途径,试图为企业界开出一剂良方。其中美国学者 Wernerfelt 于 1984 年在 Strategic Management Journal 上发表的《企业资源观》一文,把企业资源视为受自身历史限定的资产和资源的积累,而这些资产和资源仅仅

是暂时性地与企业目前的管理发生关系(Wernerfelt,1984)。这篇论文奠定了基于资源的理论(RBT)框架,这一学派的研究者Grant(1996)认为资源是企业进行战略管理分析的最基本单位。Barney(1991)则认为企业的资源既包括有形资源,如资金、设备、人员等,又包括无形资源,如企业声誉、技术诀窍等。他们认为企业的收益主要来自于这些有价值的资源,这些有价值的资源具有如下特点:稀缺性、难以模仿性、不易替代性和可持续性。企业一旦拥有了这些有价值的资源就可以建立起自己的竞争优势,如产品或服务的低成本、新颖性、独特性、独占性等优势,从而赢得竞争优势,更好地适应环境的变化。总地来说,该理论是通过增加企业有价值资源的拥有量以及提高这些资源的使用效率来促使企业获得自身的竞争优势。事实上,企业竞争优势并非仅仅靠企业拥有有价值的资源就可以获得,拥有资源仅仅是企业获得竞争优势的前提条件,更为重要的是企业从事创新活动的能力产生了持续的竞争优势。Prahald 和 Hamel(1990)在《公司核心竞争力》一文中,把核心竞争力定义为"能使公司为客户带来特别利益的一类独有的技能和技术"。并指出,组织中的积累性知识,特别是关于如何协调不同的生产技能和有机结合多种技术流派的知识是核心能力的主要来源的观点一经提出,立即得到学术界和企业界的广泛认同,成为企业战略理论划时代的文献。因此,20 世纪90 年代以来,更多的学者将研究的焦点集中在对企业能力的研究上,其中最为典型的观点是基于能力的理论(CBT),该理论将企业能力分成不同的层次,即核心能力或动态能力等,强调组织整体能力的特征以及对企业竞争优势的影响和作用(Teece D, Pisano A, Shuen,1997)。这一学派的研究者认为,在快速变化的企业经营环境中,企业的战略应当具有动态的特征,"组织结构随战略而变"是企业应对外部动态经营环境的法宝。目前企业处于激烈竞争的经营环境之中,这种竞争的态势具有明显的动态性、不确定性的特点,企业要在这种市场环境中获胜的关键在于对市场趋势和规律的适应和把握上,以及对顾客需求的快速反应上,因此企业战略的重点不应再放在产品和市场结构上,而应放在调整自身行为以适应环境动态变化上,即对外部环境的应对能力上,这种能力是企业获取竞争优势的源泉和根本。总之,这两种理论均认为企业的资源或能力是维持竞争优势的关键。此后,在这种研究视野下引发了学术界和企业界对企业竞争优势的广泛探索和研究,也改变了长期以来在战略管理领域关于竞争优势外部主导型的来源观,并且逐渐使人们对企业竞争优势的研究聚焦于企业内部,关注于企业内部资源、能力的挖掘和开发以应对环境变化的战略和举措。

　　回顾以往学者的研究路径,我们发现,基于资源与能力的理论认为稀缺的资源、具有动态特征的能力是形成企业竞争优势的来源。该理论的重要意义在于分清楚企业的哪些资源和能力是创造竞争优势的,并就开发和利用这些资源和能力的方式进行了探讨。其局限性也是显而易见的:第一,该理论的前提假设条件是企业的外部环境是相对稳定的。然而,环境的特点即信息的不确定性和资源的依赖性决定了企业受到环境的制约以及由此必须对环境的要求做出反映的程度(Hansen & Wernerfelt,1984),说明企业所处环境是动态的、不确定的,而非稳定的、不变的。事实上,在实践中企业所处的外部环境正发生着巨变,如宏观方面经济周期的波动、经济结构的调整、政府政策和市场需求的变化,科学技术、政治、经济体制的改革等,以及微观方面企业经营战略和业务范围的调整,竞争对手的变化,消费者行为的多样化等。这些外部环境的变化推动和促进了世界经济全球化、区域经济一体化趋势的更加明显和突出,印证了环境不稳定性的特征。第二,该理论忽略了资源创造和转换的作用,这种资源的创造和转换正是企业应对外部环境巨变的制胜法宝。随着外部环境的变化,企业原有的静态的资源价值判断观已经远远不能适应环境变化的需要。因此,对资源的判断标准和认知观应当随之而变,资源的不易模仿性、不可替代性已经不能保证企业获取竞争优势了。因而,依靠现有的资源显然已经无法获得和维持企业的竞争优势,成功企业的经验也充分证明了这一点。第三,该理论专注于企业内部能力的挖掘,而较少关注企业能力与环境的关系,缺乏将企业能力与环境联系起来的思维。因此,该理论不能很好地解释企业在外部环境剧烈变动的条件下如何创造自身竞争优势以适应环境的变化。我们认为形成这种思维范式的原因在于:(1)长期以来人们认为环境是企业无法控制的因素,资源和能力则是企业可以控制的,人们只能通过对可控因素的把握来适应外部环境的变化。(2)资源和能力如何配置才能提高企业效率和效益一直是企业着力孜孜以求的事情,但是由于资产专用性的特点和能力刚性的存在,导致很难把握二者之间的平衡,这些问题成为困扰企业的"瓶颈"。

基于上述管理实践的现状,越来越多的研究者认识到在外部环境变化速度加快的条件下,企业培养和提高自身应变能力的重要性,并把研究的兴趣转向联盟,试图为企业借助联盟的形式寻求与其他企业的合作以提高自身应变能力提供良方。因此,随着企业经营环境的竞争化、动态化,能力培育问题越来越引起更多研究者的兴趣和关注(Dally & Hamilton,2000;Grant,1996),并日益成为企业在动态环境中保持和获取持久竞争能力的源泉。

1.1.2.2 知识管理和组织学习理论对知识在能力构建中的作用研究存在缺陷

进入 20 世纪 90 年代以来,随着知识经济的演进和科技的迅速发展,越来越多的企业开始将培养竞争优势的重点逐渐由重视有形资源(资本、土地等)转向重视无形资源(知识、技术、专利等),因而日益重视对知识的创造和管理,视知识创造能力为企业竞争优势唯一真正的源泉,一种以知识为核心的企业知识管理理论应运而生。持企业知识管理理论观点的学者 Grant(1996),Spender(1996)认为,在信息时代,企业经营最重要的和稀缺的资源不再是土地、资本、原料和简单劳动等传统的物化资源而是知识,知识成为企业保持和获得持续竞争优势的重要源泉。Kogut

和 Zander(1992)将企业描述为知识和能力的蓄水池。Drucker(1993)认为,在知识经济时代,知识不仅仅像劳动力、资本、土地是一种生产资源,而是更具有重要意义的资源。1995 年他进一步完善了这一观点,认为"知识已经成为关键的经济资源,而且是竞争优势的主导性来源,甚至可能是唯一的来源",这一观点后来被其他学者广为引用。在这样的背景下,企业间竞争的焦点日益聚焦于知识的竞争,企业成功的关键是由它们对知识有效的收集和使用来决定的,企业创新能力取决于获取有关知识密集资源的能力,企业只有明确它在做什么和以更快的速度创造出比其竞争对手更多的知识才能获得持久的竞争力。因此,相关的研究表明,知识创造在企业新技术、新产品开发、缩短设计与生产周期、克服市场进入障碍、改善服务、提高竞争能力等方面发挥着日益重要的作用。

该理论更多强调了知识的重要性,并将关注的重点放在对知识的获得和分享上,包括从内外部获得并分享。事实上,知识创造是一个完整的由社会化经外在化、内在化再到联合化的过程,这个过程是需要在一定的组织制度安排框架下进行的,并要反映该制度安排下知识创造的效果。Nonaka 和 Konno(1998)认为,知识管理是一个管理、扩散现有知识的过程,它指挥着个体和组织知识的流动,是知识创造过程中的一个关键组成部分。Kogut 和 Zander(1992),Nonaka(1994)等人认为知识管理的目的在于通过集成组织边界范围内的个体隐性知识而创造新知识,以使组织更好地适应环境的变化,并且认为企业是一个社会团体,它是在其管理情境中专业化创造和转移知识的。Nonaka 引入了知识转换模式和知识创造模型,但他没有强调从组织外部移植和获得知识,而是着重强调在组织边界范围内集成个体隐性知识的重要性。他认为知识内在化为组织的过程,是组织成员和团队在特定的动态活动中交流和执行的结果,以确保显性知识转换为隐性知识,反之亦然。同时他还认为,"知识是通过显性知识与隐性知识的不断对话而创造出来的"。然而,无论是组织学习还是知识管理方面的学者一般都很少对隐性知识和显性知识加以区分。同时,知识管理理论并没有对知识创造过程的有效性进行深入的研究。

组织学习的概念最早出现于20世纪50年代,60年代引起研究者们的注意,70年代开始出现相关文章和著作,其中组织学习的集大成者是 Argyris 和 Schon,他们于 1978 年出版了《组织学习》一书,对组织学习的概念做了明确解释,认为组织学习是指"发现错误,并通过重新建构组织的'使用理论'(theory - in - use)(人们行为背后的假设,却常常不被意识到)而加以改正的过程"。之后,Argyris 又陆续发表了《组织中的双循环学习》、《教聪明的人如何学习》等有关组织学习的文章,不断修正和完善这一概念,认为组织学习就是减少组织的习惯性防御;其他学者,如 Huber(1991)也从不同角度对组织学习进行了界定,如从认知、行为、组织成员、组织管理者、提高组织能力和企业竞争优势的角度对组织学习作了分析研究,并对组织学习的形式和类型作了分类以揭示组织学习的本质和作用机制。组织学习过程被认为是组织适应外部变化的主要机制,该理论主要关注外部环境对组织的影响。同时,有关研究也表明,组织学习是对组织成员适应外部环境和社会交互作用所进行的研究。在今天全球化经济条件下,更多的企业是依赖不同的战略联盟形式进行合作创新来获取新技巧和提高知识创造能力的。例如,一个组织可以决定通过形成合资企业,签订合同协议或者从外部开放市场获得独立性工作和雇用所需要的技术人员等方式获得新技巧和知识。作为对这种现象的反应,学者们(Hamel,1991;Simonin,1991)将组织学习的研究运用于战略联盟和合作企业的研究当中。然而,当前的文献很少关注不同联盟形式中组织学习的效果,没有对联盟形式中知识创造效果提供有效的解释。

综上所述,知识管理理论研究主要分析了知识对于企业的重要程度以及如何获得、分享和使用知识,将知识视为企业竞争优势的唯一源泉,该理论的一个重要意义就是识别那些具有潜在价值的知识,并将其转化为公司的实际价值。因此,企业培养、获得和提高知识的生产就显得尤为必要和突出,产生知识的能力是企业获得持久竞争优势的最为重要的因素。但是该理论没有对企业知识创造的动态过程效果予以足够关注。组织学习理论将学习作为企业获取知识的途径,该理论的重要意义在于通过学习可以使企业获得对内外部环境的认知,更好地适应环境的变化,培养企业的竞争优势,它更多地关注学习的形式和类型,而没有将这种学习与环境的变化很好地联系起来,没有充分挖掘和利用组织学习机制的作用。如何根据组织学习的机理来进行组织设计,以利于组织学习和学习型组织的理念在企业真正实施? 组织学习跟组织核心能力的提升存在怎样的关系? 尽管组织学习理论将研究的视角深入到战略联盟和合作企业的知识创造研究当中,但是对不同联盟形式中知识创造的效果很少关注,没有对联盟形式中知识创造效果提供最有效、最有说服力的解释。

1.1.2.3 现有理论对知识联盟、组织能力和组织绩效之间的联系研究不够

通过对上述学者们研究思路的分析可知,目前各派理论对知识共享的研究非常丰富。但是令人遗憾的是:第一,多数研究都是集中在概念框架、研究范式和范围等组织战略方面,而在有关竞争优势的研究中,人们似乎还没有对知识共享到能力构建作为企业在激烈竞争、动态环境中竞争优势的关键要素给予充分的关注和引起兴趣。第二,学者们关于知识—能力之间转换的研究相对分散,尚缺乏统一、权威的关于知识—能力转换的概念,对其概念内涵的挖掘还不够(Sirmon,2007)。第三,在较少的相关研究中,学者们过多讨论了知识创造的作用和意义(Nonaka,1994),而相对忽视了企业如何进行知识创造以及提高知识转换能力的问题,也较少涉及如何通过知识转换能力提高企业应对动态环境变化的问题。第四,一些学者也只是关注了知识创造对企业创新活动的支持作用,但是对于知识—能力转换与组织绩效之间的关系

尚缺乏实证支持。第五,关于知识联盟这种制度安排对知识创造机理的研究不够。尽管已经有相当多的研究关注知识创造和组织安排包括多种联盟形式,然而关注它们效果的研究仍然较少。因此,有理由认为,进一步研究和理解组织安排对一个组织创造新知识的效果是有重要意义的。

虽然,近年来关于知识—能力之间转换的研究引起了学者们的关注和兴趣,并认为知识创造是构建企业竞争优势的重要基础和企业创新的重要源泉。但是在实践中,知识创造活动更多是在企业内部进行的,通过知识联盟从事知识创造活动的还不多见。因此,基于联盟知识共享的"知识获取→能力构建→能力应用"研究由于受到许多制约因素的影响而成为一项复杂的工作。其原因如下:

(1)联盟知识共享是一个知识交流和知识创造的过程,知识转移方的知识能否被知识接受方所理解和接受,不仅受到知识转移方的转移意愿和转移能力的限制,而且受到知识接受方的接受意愿和吸收能力的限制。所以,联盟知识共享的效果受到多方面因素的影响,要比组织内部知识共享复杂得多。

(2)共享的知识能否有效地转换为组织能力,需要外部获取的知识资源与组织已有的资源的匹配,通过知识整合进而转化为组织的能力。因此,组织的资源基础和能力基础对联盟知识共享的绩效会有很大影响,进而影响到组织绩效的高低。

(3)知识共享过程中机会主义行为的防范问题。由于联盟是两个组织或两个以上组织间的合作,在学习过程中可能产生学习竞赛,存在着优胜方在获取对方知识后终止合作的风险以及知识共享不足的风险,因此采用适当的控制方式是非常必要的。

(4)组织能力能否产生满意的组织绩效有一个能力发挥的问题。发挥能力的过程主要嵌入在组织人力资本的技能和隐性知识中,集中于开拓市场机会。这一过程在企业内部能力与外部环境条件匹配中是非常关键的,是真正给企业带来潜在的、相对于竞争对手的巨大竞争优势,并把持久的竞争的能力和资源充分利用起来的关键因素。

1.1.2.4　现有理论缺乏对联盟知识共享过程的控制研究

尽管战略联盟是组织知识来源的一个重要渠道,但现实当中,很多的联盟关系还是以失败而告终(Littler,Leverick,Bruce,1995)。目前,理论界已经普遍认识到有效的联盟管理是能否实现战略联盟预期目标的关键所在(Ireland,Hitt,Vaidynath,2002)。1994年,Ring和Ven de Van在其共同发表的论文中正式指出了联盟不仅是一个静态的合作结构,更大程度上还是一个发展和演化的过程。这一观点的提出为更加深入研究战略联盟管理问题提供了关键的理论支持(Doz,1996;Gulati,1998)。通过将联盟作为一个动态演进的过程,我们就有可能分析企业在联盟过程中的行为特点,进而讨论如何有效管理战略联盟实现预期目标的问题。作为战略联盟管理的核心内容,联盟控制问题的研究逐渐成为了本领域研究重点和热点问题(Osborn,Hagedoorn,1997)。理论界对于联盟功能认识的深入同样促进了联盟控制方面的研究。与以往强调降低交易成本、实现规模经济、分担风险不同,目前人们越来越认识到:在知识经济时代,价值创造才是战略联盟最为重要的目标(李垣,刘益,2001)。

Parkhe(1993)指出联盟控制的核心是抑制各方面的机会主义行为。市场交易存在的道德风险和机会主义行为也会带进战略联盟中,如免费搭车、盗用问题等。从博弈理论来看,参与联盟的企业如果都追求自身成本最小化、利益最大化,结果会使联盟陷入"囚徒困境"。这样联盟的绩效只能是次优的,而且导致联盟不稳定,容易过早地结束合作。

如何设计一个良好的联盟控制体系,一种方法是拟定一个详细的包含有保障条款的合约。这种方法的局限性在于,合约主要靠企业自己监督管理,发生纠纷时不会选择执行成本较高的法院或其他第三方进行仲裁。私下解决往往只能终止合约。另一种方法是靠信誉机制和发展相互信赖关系。如果一方为了眼前利益而欺骗对方,那么会损害其信誉而影响到将来联盟的收益。Parkhe(1993)以"未来阴影"来表达这个意思。他认为,"未来阴影"的长度与联盟实践长度、双方接触频率、行为透明度有关。此外,一个企业的联盟历史、在联盟中投入专用资产作为"质押"也会增强相互信赖关系,从而有效减少联盟中的机会主义行为。

知识共享需要双方人员的密切交流,新知识的产生往往需要彼此分享对方的知识。通过知识共享提高组织能力的过程中更容易产生机会主义行为,因此更需要加强对联盟知识共享实现组织能力提升过程的控制(Chen,2004)。但是这方面的研究,目前还很少。

1.1.2.5 以往的研究对象大都是企业联盟,而较少涉及医院这一特殊的服务行业

鉴于医疗服务市场是一种比较复杂和特殊的市场,如竞争的不完全性、供需双方信息不对称、行业主体的特殊性、卫生服务产品的特殊性、卫生需求的刚性等,将企业理论完全照搬到对医院理论和实践的研究当中,势必导致不切实际的结果。因此,应当认真分析医院与企业的普遍性和特殊性,将企业知识理论与医院的具体实践相结合,弥补医院联盟中知识共享理论的不足。

对于中国转型经济时期的医院,医院技术能力和市场能力一直是困扰医院发展的两个重要因素。由于市场经济保护人员流动,所以医院进行人才培养,又担心人员流失给医院造成损失;若不进行人才培养,医院又没有发展潜力。这一问题成为医院发展的一个困境。通过政府对医院间合作的推动,为医院间的学习提供了一个平台。通过上级医院对下级医院帮扶,下级医院有机会获取到上级医院的先进技术,从而促进下级医院的服务改进,而上级医院加深了对下级医院深层次的了解,对于改进服务、扩大市场是一个促进。政府利用行政手段促进医院联盟,推动医务人员能力建设是解决目前群众"看病难"和"看病贵"的一个重要举措。

1.2　研究的问题、内容、目标

1.2.1　研究问题

　　通过对联盟知识共享的实践背景和理论背景的回顾，以及对现有研究的把握，本书认为，随着知识经济时代的来临，处于经济转型时期的我国医院如何凭借联盟知识共享提升医院的技术能力和市场能力以改善医院绩效是一个在理论上和实践上都非常重要的问题。为帮助医院更好地进行组织外部学习，快速提高医院的竞争能力，本书从知识共享这一视角出发，提出如下研究问题：在经济转型时期，为了实现持续竞争优势，联盟知识共享对组织能力提升及组织绩效的影响机理是什么？联盟知识共享对不同层级医院技术能力和市场能力提升的影响如何？不同层级医院技术能力和市场能力对组织绩效的影响如何？联盟的治理结构对不同层级医院知识共享与技术能力、市场能力之间关系的影响如何？

　　具体而言，我们将分析以下几方面的问题：对我国医院而言，联盟知识共享是否与医院技术能力和市场能力之间存在必然联系？联盟知识共享和医院能力之间如何协调来实现持续的竞争优势？契约控制和关系控制如何影响联盟知识共享与医院技术能力、市场能力之间的关系？这些影响对不同层级医院有无差异？

1.2.2　研究内容

　　基于以上问题，我们认为有必要进一步探讨联盟知识共享、技术能力和市场能力提升、医院绩效改善之间的深层次关系。本书重点探讨如下几方面内容。

1.2.2.1　知识共享与医院技术能力/市场能力的关系

　　在医院联盟知识共享过程中，组织间共享它们在技术开发与技术应用以及营销活动中所积累起来的各种丰富经验,使得医院内部较快地拥有外部医院的医院知识。当医院从外部医院吸收来的医院知识应用于工作活动中时,便可以提高医院工作团队的效率和生产力(Ataay,2006)。因此联盟知识共享可促进医院技术能力和市场能力的提升。

本部分通过对组织学习理论和组织能力理论的梳理,辨明知识共享与医院技术能力、市场能力之间的关系。组织学习是创新的前身,因此,联盟知识共享对组织能力的培育具有重要影响。

1.2.2.2 技术能力/市场能力与组织绩效的关系

医院是知识密集型和技术密集型行业,技术能力是医院生存和发展的基础,市场能力是医院密切医患关系、改善服务质量的重要手段。两种能力都是有价值、稀缺、难以模仿和不可替代的重要组织资源,它们可以为组织带来竞争优势(Barney,1991),但不同能力对组织竞争优势获取的影响机理是不同的。

本部分通过对企业能力理论的梳理,深入分析能力构建与能力应用之间的关系,从而揭示医院技术能力与市场能力对医院绩效的影响机理。

1.2.2.3 不同控制方式对知识共享与技术能力以及知识共享与市场能力之间关系的影响

联盟控制被认为是降低联盟风险和协调资源交换以实现联盟目标的重要管理手段(Dyer,1997)。由于联盟中的各方都是独立的经济实体,联盟中不可避免地存在着各种风险因素,因此对联盟关系进行控制和管理是必需的。由现有的研究可知,战略联盟控制机制主要包括基于契约的正式控制和基于信任的关系控制,两种控制在内涵和作用机理上存在着本质差异,对于联盟中的不同风险有着不同的影响。在联盟知识共享过程中,契约控制和关系控制对显性知识共享和隐性知识共享的作用是不同的,分析不同的控制机制如何影响知识共享与技术能力以及知识共享与市场能力之间的关系具有重要理论和实践意义。

1.2.2.4　知识共享对不同层级医院不同能力影响的比较研究

资源不同决定了医院参与联盟的动机不同,使得知识共享对不同层级医院技术能力与市场能力的影响不同。辨明其影响,对于推动医院间合作的深入发展具有指导意义。同样,辨明不同控制方式对知识共享与医院能力之间关系的影响,对于在合作过程中选择适当的控制方式促进组织能力的提升,从而推动医院间合作的平稳发展具有指导意义。

1.2.3　研究目标

研究目标包括:

(1)辨明联盟知识共享对医院技术能力和市场能力的影响机理,以及知识共享对不同层级医院不同能力的影响;

(2)辨明技术能力和市场能力对医院绩效的影响,并进一步分析其交互作用对不同层级医院的影响;

(3)辨明契约控制和关系控制在联盟知识共享与医院能力之间关系中的调节作用,并比较其对不同层级医院的影响。

1.3　研究的思路、方法及结构安排

1.3.1　研究思路

本书的研究思路是从知识管理的视角探讨医院联盟知识共享对组织能力及其绩效的影响。书中的所有章节都是围绕该主题展开的。为此,首先要对联盟知识共享过程进行分析,以便对这一问题做系统化的研究。在了解了知识共享过程后,探讨医院联盟知识共享对医院技术能力和市场能力的影响,弄清知识共享与医院技术能力/市场能力之间的关系,技术能力/市场能力与医院绩效改善之间的关系。最后,弄清契约控制和关系控制对知识

共享与医院技术能力以及知识共享与医院市场能力之间关系的影响,以便为医院间合作制定相关政策提供理论支持。

1.3.2 研究方法

本书的研究方法是理论分析与实证研究并重。首先在相关理论研究的基础上,结合实地调研,得出一个完整的"医院联盟知识共享→医院技术能力和市场能力构建→运用技术能力和市场能力改善组织绩效"的分析框架;然后分别探讨在经济转型时期契约控制和关系控制对联盟知识共享与医院技术能力之间关系的影响,以及对联盟知识共享与医院市场能力之间关系的影响。通过对理论的分析得出相应假说,然后通过统计分析予以验证。具体研究在方法选择上有如下特点:

(1)综合运用管理学、经济学、统计学等理论对医院联盟知识共享问题进行研究。在系统研究有关理论观点的基础上,通过归纳法提出"医院联盟知识共享→医院能力构建→能力应用"的分析框架及相关理论模型。

(2)规范分析与实证分析相结合。目前国内外对于联盟知识共享与组织绩效的研究大多是理论演绎的方法,这样的研究结论对于解释实践中的问题显现出一定的局限性。我们将在调查获得的数据基础上,通过实证方法证明理论推导的合理性和现实意义。

(3)定性分析与定量分析相结合。在一般分析方法的基础上,采用因子分析/最优尺度多元线性回归/交互作用模型等方法,按照规范的方法对已建立的假说体系进行多方位的统计分析检验,分析因素间的相互关系并比较国内外相关研究结果的差异性,验证有关理论假设。

1.3.3 结构安排

本书的结构安排(如图1-1所示):

第1章:介绍研究背景,主要从实践和理论发展两个角度介绍有关研究背景和研究中存在的问题,进而阐明和归纳出研究问

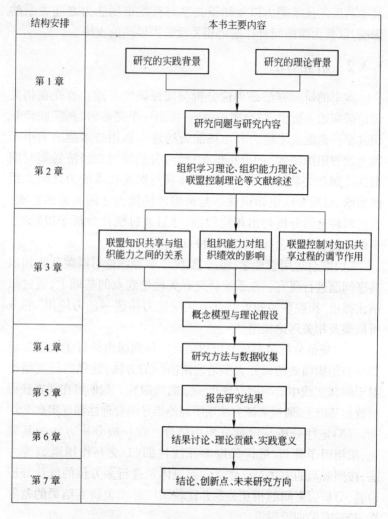

结构安排	本书主要内容
第1章	研究的实践背景　　研究的理论背景 研究问题与研究内容
第2章	组织学习理论、组织能力理论、联盟控制理论等文献综述
第3章	联盟知识共享与组织能力之间的关系　组织能力对组织绩效的影响　联盟控制对知识共享过程的调节作用 概念模型与理论假设
第4章	研究方法与数据收集
第5章	报告研究结果
第6章	结果讨论、理论贡献、实践意义
第7章	结论、创新点、未来研究方向

图1-1　本书的研究内容与结构框架

题,提出研究思路和框架。

第2章:结合研究内容,对组织学习理论、组织能力理论、联盟控制理论等文献进行综述,归纳出研究的关键要素,为进一步的理论研究奠定基础。

第3章:在研究问题和理论综述的基础上,分析联盟知识共享对医院技术能力/市场能力提升以及医院绩效影响的必然性;契约控制和关系控制对联盟知识共享与医院技术能力/市场能力之间关系的影响。勾勒出研究的理论分析框架和概念模型,提出上述要素之间关系的若干假设。

第4章:说明研究变量的度量和样本数据的收集,并介绍所选择的研究方法。

第5章:报告数据统计分析及模型验证的结果,对结果进行简要分析。

第6章:进一步解释有关假设,并深入讨论模型和各项假设验证的结果及意义。

第7章:总结研究的主要结论和创新点,以及所存在的局限性,并指出未来需要进一步研究的方向。

1.4 本章小结

本章从实践背景和理论背景两方面凝练出本书的研究问题,即对于经济转型时期的我国医院而言,联盟知识共享对组织技术能力/市场能力以及绩效的影响机理是什么;联盟知识共享对不同层级医院技术能力和市场能力的影响如何;不同层级医院技术能力/市场能力对组织绩效的影响如何;进一步看,为了保证医院技术能力/市场能力提升的效果,契约控制和关系控制对联盟知识共享与医院技术能力/市场能力之间关系的影响如何等。同时,本章还简要概括了研究思路,研究内容、目标和研究方法。下一章,本书将围绕研究问题进行文献综述,为本书的理论模型构建奠定基础。

2 相关理论与研究综述

基于第 1 章所提出的基本问题,本章分别就组织学习理论、组织能力理论、联盟控制理论等相关研究文献进行综述,以阐明主要的研究结论,并根据本书研究的问题对上述各种文献进行评述,从而为本书的研究奠定基础。

这样做的意义在于:首先,可以明确不同理论所涉及的各种概念与假设和分析原则的基本含义与内容,使得以后的讨论有一个明确的概念和范围限定;其次,不同的理论始终处于发展和演变之中,进行必要的分析和评价能够使我们发现演变中蕴藏的内在逻辑,有利于我们发现它们的内在概念、假设等方面固有的局限与其理论的发展不适应造成的冲突,从而启发我们从新的角度来认识联盟知识共享对组织能力提高以及绩效改善的认识,更深刻地把握它们的性质和特征,并通过新的分析框架来寻求建立和保持组织持续竞争优势的具有可操作性的一些更为有效的实现途径。

2.1 组织学习理论

在传统的经济学和组织理论中,首先关注的是组织的结构和行为。在战略管理中,基于资源的企业观点对组织资源、能力如何影响竞争优势给予了相当的关注(弋亚群,2004)。而基于知识的观点则强调知识是企业最重要的资源(Grant,1996),是组织的战略性资产。近年来,大量研究致力于探讨知识的功能和基于知识的资源和竞争力。不断识别、创造和管理知识是企业创造价值的根本前提。企业发展、培育和维持持续竞争优势事实上就依赖于企业知识的创造、传播和应用(Drucker,1993)。Grant 和 Baden - Fuller(1995)也认为企业的本质是知识的整合机制,企业存在的原因就是"不断地创造知识"(Nonaka et al.,2000)。企业不应是环境的被动适应者,而是可以按照组织意图发展的、有学习能力的机构,企业通过内部学习和外部学习可以不断产生新知识,使企业保持长久的生命力。

2.1.1 与知识有关的概念

2.1.1.1 知识的定义

知识是组织最重要的一项无形资源,它是专有的、没有边界的、动态的和有价值的(Grant & Baden,1995;Nonaka,1994)。由于知识的复杂性,从古希腊开始就有许多学者对知识给出定义,但迄今为止,还没有一个公认的知识定义,以至于罗素认为"知识是一个意义模糊的概念"。根据西方较为著名的学者的观点和工具书的解释,我们列出一些具有代表性的知识的定义:

Nonaka 和 Takeuchi(1995)将知识视为指导现有活动的原理、技能和过程。

Kogut 和 Zander(1992)将知识定义为诀窍(know - how)和信息的结合。

Starbuck(1992)认为知识是储存的专门技能和经验。

德鲁克(1999)认为知识是一种能够改变某些人或某些事物的信息——这既包括使信息成为行动的基础的方式,也包括通过对信息的运用使某个个体(或机构)有能力进行改变或采用更为有效的行为方式。

Churchman(1998)认为:"将知识设想或看做是一种对信息集合的观点,事实上已经将知识这一概念从其全部生活之中剥离了出去;知识只存在于其使用者身上,而不存在于信息的集合中。使用者对信息集合的反应才是最为重要的。"

达文波特(Davenport & Prusak,1998)对知识给出了一个工作定义:"知识是一种包含了结构化的经验、价值观、关联信息以及专家的见解等要素的动态组合。它起源于认识者的思想,并对认识者的思想起作用。在组织内,知识不仅存在于文档和数据库中,而且嵌入在组织的日常工作、过程、实践和规范中。"

在管理学领域,尽管没有统一的知识概念,但是大部分学者认为知识包含以下几个方面的内容:具体化在实物当中的技能和专业知识,诀窍类知识和事实类知识(Kogut & Zander,1992),或者内含于多种数据库(Walsh & Ungson,1991)、惯例、过程、工艺和结构(Teece,2000)中的能力。对于知识的含义,正如世界银行的报告中所说的,已经持续讨论了上千年,并且似乎还将持续下去(World Bank,1998)。

2.1.1.2 数据、信息与知识

虽然关于知识和知识管理积累了大量文献,但是,知识的概念并不清楚。一些作者致力于通过区别数据、信息和知识等概念来定义知识(Alavi & Leidner,2001),见表2-1。

表2-1 数据、信息和知识的定义(弋亚群,2004)

作 者	数 据	信 息	知 识
Dreske(1981) Alavi & Leidner(2001)	未加工的数字和事实	加工过的数据	被证明的信息
Nonaka & Takeuchi(1995)	原始的数字和事实	一系列的信号流或处理过的数据	存在于头脑中的支配行为的信息
Spek & Spijkervet(1997)	未曾描述的符号	有意义的数据	能够产生意义的能力
Davenport & Prusak(1998)	一系列描述的事实	改变接收者感知的消息	经验、价值观、洞见和一定背景下的信息
Bell(1999)	给定项目或事件的一个有序序列	基于项目(items)背景的安排以显示它们之间的关系	对事件和项目的重要性判断,来自一个特定的背景和(或)理论
Quigley & Debons(1999)	对特定问题未作回答的文本	回答什么人、什么时间、什么事或在哪里等问题的文本	回答为什么以及如何等问题的文本
Choo(1998)	事实与消息	被赋予意义的数据	被证明的、真实的信仰

从这些定义中可以看出,数据是有关事物现象的记录,是根据某种测度而记录和储存下来的原始事实,是孤立的文字、数据和符号,缺乏关联和目标,它没有太多的含义。信息则是对数据进行分类、组合、分析和总结后并可以被赋予其具体的含义的数据。当数据被组织和处理后,它们就成为信息,信息对于接收者来说是有意义和有价值的。知识由数据或信息组成,是基于信息之上的有关事实之间的因果或相关性的联系,也即构成事物之间联系的原理、规律、诀窍等,这些数据或信息被以一种有意义的形式组织和处理以后,可以在特定背景下给出对它们的理解并应用于实践。因此,人们吸收信息,并对它进行处理、排序、分类、储存,然后构建知识。目前,大量研究是通过数据和信息来定义知识,例如:Leonard-Barton 和 Sensiper(1998)定义知识为"有关的、可利用的,部分基于经验的信息";Johnson-Laird(1983)认为在认知科学中,数据、信息以及知识的概念是相互递进的,信息是具有一定结构的数据集,而知识则是"通过对于所获得信息的解释而形成,并能够赋予主体特定的思考和行为能力的抽象概念"等。一般而言,信息是知识的原材料,只有当信息组织到一起时,信息才会变成知识。所以说,知识是理论化的、系统化的信息,是与特定含义相联系的信息集合,这些特定的含义源于主体对所接受的信息的认知和解释。从本质特性上讲,信息是分离的、不连续的和具有完全的可转移性,而知识则是具有内在的结构特性,且具有不完全的可转移性。而且知识十分依赖于个人及所处的环境,而信息独立于特定个人和环境。技术与知识是密切相关的两个概念。通常所说的知识概念比技术更为广泛,技术仅仅是指某个人或组织在行动中所使用的知识,因此可以说,技术是一种特定的知识。

数据—信息—知识,构成了由低到高、由浅入深、由易到难的序列。从数据中提取的信息,其功能和价值远远大于数据。但信息知识对事物运动的状态和变化的客观反映是未加工的、原始的、粗糙的材料,知识则是通过现象、资料、数据获得的规律性的认识。信息可以被"告知",但是要获得知识就需要思考。

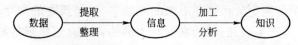

图 2-1　数据、信息、知识的递进序列

2.1.1.3　知识的分类

　　知识的类型影响到知识的获取和利用。很多有关知识的文献区分了不同的知识类型。例如,Polanyi(1966)提出了隐性知识(与显性知识相对应)的概念;Nonaka 和 Takeuchi(1995)从认识论角度划分了模糊知识和清晰知识,从本体论角度区分了个人知识、群体知识、组织知识、组织群知识以及社会知识;Matusik(2002)区分了公共知识和私有知识;Hayek(1945)区分了企业外部知识和内部知识;根据 OEDC(1997)的《以知识为基础的经济》一书,组织知识可以分为四种类型:事实知识(know-what)、原理知识(know-why)、技能知识(know-how)以及人力知识(know-who);Zack(1999)区分了核心知识(维持生存)、高级知识(参与竞争)和创新知识(领导市场和领先竞争者);另外,知识还可以区分为具体的管理知识、技术知识、营销知识等。了解知识的这些分类,对于把握知识的概念和基本性质十分重要。目前应用比较广泛的分类是隐性知识和显性知识的划分,以及内部知识和外部知识的划分,下面简要介绍这两种划分标准的特征。

　　A　显性知识和隐性知识

　　显性知识是指以文字、图像、符号等规范语言表达,可以印刷或以数据库等方式记载,供人们交流的结构化知识。通常表现为产品外观、文件、数据库、说明书、共识和计算机程序等形式。显性知识的主要特征有:易于在人与人之间广泛传递、理解、交流和普及;具有公共性,其传播和复制的成本相对较为低廉;存在于任何能被证明的、有记录的成文的东西中,即存在于各种载体中,能被系统地传达,是明确、规范、有形的和结构化的知识。显性知识是一种客观知识,是有序的、线性的、规范的理性化和系统化的知识。

隐性知识是无法明确表述的知识,通常以个人经验、团队的默契、技术诀窍、组织文化等形式存在。例如,医术高明的外科医生不仅需要掌握大量的理论知识(可编码的能够自由传递的显性知识),而且更重要的是他们必须积累大量丰富的临床经验(一种通过个人感知且在不同感知者之间存在差异的隐性知识)。个体知识是存在于个体的大脑和他的有形技能中的知识,它通过正式的教育和实践经验获得;群体和组织知识主要是指在组织成员之间分配和以共享的方式存在的知识,它储存在组织的规则、程序、惯例和共享规范之中,指导组织的行为、解决问题以及成员之间的相互关系的模式。群体及组织知识存在于组织成员之间而不是个体本身。个体知识是群体知识以及组织知识的基础,个体之间的知识转移是形成群体知识和组织知识的基础。

显性知识和隐性知识是难以完全区分的。虽然在显性知识和隐性知识之间的一种概念上的区别是可能的,但是在实践中它们是不能分开的。Nonaka 和 Takeuchi(1995)认为新知识的产生就是通过这两种类型知识的动态交互作用和组合而完成的。Leonard 和 Sensiper(1998)则用一个连续体来描述知识:在连续体的一极,是完全隐性的,存在于人的大脑和身体中下意识或无意识的知识;而在连续体的另一极,是完全显性的、可编码的、结构化的,可以为他人所获得的知识。大多数的知识存在于这两极之间,显性的成分是客观的、理性的,而隐性的成分是主观的、经验的。Nelson 和 Winter(1982)的企业演化理论假定企业提供特别的背景,在其中,知识的显性和隐性模态在通过与内部经济现实相互作用中被选择,并且存在于组织惯例中。随着时间变化,企业为了培育这两种不同的知识类别可以在能力方面不同,而且它们的相对重要性和状态也可能不同。总而言之,隐性知识是显性知识的前提和基础(根基),显性知识是隐性知识的表象和成果

（果实）。隐性知识和显性知识可以相互转化。隐性知识转化为显性知识是外化过程，主要需要编码、解释和说明。而显性知识转化为隐性知识是内化过程，主要需要解码、理解和体会。由于隐性知识难以编码，人们经常会体验到解释和说明过程中符号化语言"苍白无力"之窘境以及理解过程中的"言有尽而意无穷"之意境。隐性知识与显性知识的主要区别见表2-2。

表2-2　显性知识与隐性知识的主要区别（冯进路，2006）

项　目	显性知识	隐性知识
构成要素	数据、名字、度量单位、说明书、手册等	想法、直觉、价值、态度、观点、情绪和共同愿景等
知识基础	背后已建立科学和实证基础	背后的科学原理不甚明确
编码程度	可以编码	难以编码
完备程度	规范、系统	尚未或难以规范，零星
所有关系	可以得到法律保护，可以转让与买卖	未编码知识的持有者
可复制性	可寻址，能够复制	路径依赖性，难以复制
可获取性	容易获取且成本较低	难以获取且成本较高
共享方式	通过文字、影像等载体共享	通过个人之间的非正式交流通过组织之间的合作
可共享性	易于理解、沟通、分享、传递	不易传递、掌握、分享
价值发挥	可以通过出售	只有通过具体实践
竞争特质	具有非竞争特质	具有竞争特质
战略贡献	只具有暂时战略价值	难以被模仿，具有战略价值

尽管知识可以划分为显性知识和隐性知识两类，但是对企业竞争优势产生最重要作用的是隐性知识。这是因为显性知识容易沟通和共享，也容易被竞争对手复制和模仿，所以，对于组织来说，显性知识是形成持续竞争优势的必要而非充分条件。研究表明，组织实施知识管理效果不佳的主要原因是过于重视显性知识的管理，比如，很多企业将重点放在建立完善的计算机信息系统

和数据库系统等硬件设施上,试图通过计算机这个平台来实现对知识的开发利用,但却往往不能给公司带来长久的优势。然而在企业中,经验、技能和心智模式等这些隐性知识由于具有巨大的客户价值、稀缺性、不可模仿性和难以复制,因此成为了企业持续竞争优势的充分、必要条件。大部分的很有价值和能够创造价值的知识是不能够开放性表达和描述的。因此,组织所面对的最大挑战就是隐性知识的获得与整合。另外,通过使用隐性知识可以提升决策水平、改善对顾客服务、提高生产效率,可以缩短工作时间,同时也有利于顺利达到目标绩效。如果不使用隐性知识,显性知识的作用也得不到很好的发挥。例如,我们可以通过服务指南学会如何提供好的服务,但是如果没有学会隐性的"微笑"技巧的话,可能好的服务质量就无从说起。因此,隐性知识的获得、转移和有效整合就成为形成企业持续竞争优势的一个重要来源。

B 内部知识与外部知识

组织是市场中的知识转换机构,知识的交流是组织生存的基础。一个组织的知识可以分为组织自身知识和市场知识两大部分。组织自身知识主要包括与组织经营管理有关的战略、组织结构、生产方式、人力资源、内部人际关系、学习方式以及组织建立方式等知识。主要有以下四种存在形式:(1)物化在仪器设备上;(2)体现在说明书、资料、报告、书本中;(3)存在于员工头脑中;(4)固化在组织制度、管理形式、组织文化中。这些知识对于协调组织的各项主要经营活动至关重要。例如,医院的医疗技术知识是医院生存和发展的基础,但是如果医生只具备正式的专业知识,而缺乏一定的临床经验,那么他也算不上一个好医生。

外部知识是组织生存的环境。组织是市场适应和创新的组织,没有外部知识组织无法实现其功能。外部知识包括现实的和潜在的市场、用户信息、竞争对手的情况以及可能对组织产生影响的外部因素。外部知识对于组织的营销活动特别重要,是组织决策时必须考虑的因素。

内部知识和外部知识的划分有助于组织对竞争能力进行分析,使组织明确自身的优势与不足,这对于组织选择合适的联盟伙伴并通过联盟提升组织能力具有指导意义。

C 个体知识与集体知识

组织是由人组成的,任何关于知识管理的研究,都无法回避"人"这个关键因素。知识是由人所创造的,知识在形成过程中的每个阶段都需要人的参与。由于隐性知识至少是部分嵌入在个体的心智(psyche)与直觉(intuition)中(Grand,1996),不容易精确表达并且难以条文化(resist codification),因此它更容易因员工离职而流失。

与个体拥有隐性知识一样,团队中也存在着隐性知识。Berman,Down 和 Duguid(1998)在研究美国 NBA 球队中的隐性知识时,认为一个团队中的隐性知识应当为团队集体拥有,任何个体都只能拥有获取的其中的一部分而非全部。关系密切的人之间会采用某种交流记忆系统(transactive memory system),通过分别回忆共同经验的不同部分并加以组合来完成对整个事件的记忆。人们知道事件的某些记忆位置而非细节,依靠彼此贡献他们想起来的记忆线索来补全、还原整个事件。团队隐性知识是团队成员的共同经验,以及在外部挑战性环境中通过执行复杂任务所得来的共享框架(shared schema),这种共享框架就是交流记忆系统,它是一种既整合又分化的体系,将拥有不同记忆位置相关信息的个体联系起来。Berman 等(2002)把"交流记忆系统"形象地比喻为"一组熟识的人在玩记忆拼图",即通过团队成员所提供的蛛丝马迹,将一件共同经历的事件"还原"出来。因此,团队隐性知识是团队所有成员集体智慧的结晶,它蕴含在团队的工作流程之中。

2.1.1.4 知识的特征

不论知识如何分类,不同的类别之间都有一些共同特征,就是知识的特质。Zander 和 Kogut(1995)较早地提出了知识的五个方面特征,包括可编码、可传授、复杂性、系统依赖性和可观察性。本书总结了知识的几个方面的特性。

A 内隐性

尽管有些知识能以文档、图像等方式显性地描述出来,但组织的大部分知识是隐性的,隐藏于员工头脑和实践中,内隐性是公认的知识的主要特性。根据 Argote 和 Ingram(2000)的研究,知识可以内隐于人、工具、管理以及与这些元素相关的次关系网络中。无论是显性知识还是隐性知识都可以内隐于不同的分析层次,或者正如其他学者总结的那样,内隐于多个知识库(Walsh,Ungson,1991)或惯例、过程、工艺和结构中(Teece,2000)。也就是说,知识可内隐于产品或工具中,也可内隐于组织惯例和最佳实践中(Szulanski,1996),还可以内隐于多样的元素和次关系网络中。知识的内隐程度越高,越难以表达,则会造成知识难以转移与共享。正因如此,Teece(2000)认为如果知识转移在因没有一起工作而没有建立起一定模式的一群人中进行,那么这类知识也无法转移到企业中去。高度内隐的知识通常是不可表达的,只能通过在具体的行动中来体现。

与知识的隐性有关的是知识的因果模糊性。因果模糊性来源于无法归因的不确定性,这种不确定性是由于知识中难以描述的部分通常存在于高度内隐性的人类技巧中。Szulanski(1996)指出知识的"因果模糊性"会阻碍组织知识的转移。在 Szulanski(1996)有关"内部黏滞性"的有关研究结果显示,因果模糊性是组织内部单元之间最佳实践转移的主要障碍。因果模糊性越大,确定支持功能活动的相关知识要素和次关系网络越困难。因此,因果模糊性常常被认为是影响知识共享的一个重要因素(Nonaka,1994)。

B 复杂性

知识的复杂性是指知识、惯例、个体以及特定资源间的关联程度,即知识是简单的还是复杂的。简单的知识只需很少的信息就可以描述,而描述复杂的知识则需要大量的信息。通常,知识的复杂性分为计算的复杂性和认知的复杂性(许强,2003)。计算的复杂性表现为知识中元素和符号的数量繁多,以及它们之间存在各种复杂关系,通过文档、程序等工具的支持,可以比较有效地进行这类知识的储存和转移或共享。相反,一些非正式的交流在处理知识的计算复杂性方面,就显得困难。认知的复杂性,是由主体判断的错误性和创造有效、可靠知识的困难性导致的。正是由于认知复杂性的存在,使得观察和分析现象有一定的困难。认知的复杂性,也同样导致了转移这类认知复杂性的知识比较困难。对这类知识的较为有效的协调机制来说,其最重要的是知识的验证、语言的规范化和共同解决问题,而对于基于权力的科层机制和基于价格的市场机制就显得无能为力(许强,2003)。Kogut 和 Zander(1996)的研究发现,复杂性是指与特定知识和资产连接的互相有关联的科学技术,越复杂的人类或科学技术系统产生了更高水平的模糊性,因此也抑制了模仿。某些特定的复杂技能可能跨越许多人和许多部门,这样知识的整体就不容易结合起来或被很多成员理解。复杂性被认为可以影响对知识整体的了解并削弱知识的可转移性。

C 知识的情境依赖性

情境一词最早的引申意义是指人们在口头和书面交流过程中赋予语言以意义的上下文关系。但现在情境一词的引申意义已经超越了上下文关系的含义,被用于指"人们共同创造的,可以给语言、思想和行为提供解释和赋予意义的一系列共同模式或架构,在这个架构中既可以包括形象、姿态甚至物理背景,又可以包括历史信息、战略和趋势,总之任何影响或解释一个特定语言、思想或行为的观念、事件或行动的更大范围的领域都能包括在这个共同模式或架构,即情境之内"(Cohen,1998)。知识的情境依赖性是指任何知识都是在特定情境中创造的,而且还要在特定情境下获得其意义。知识的情境依赖性同时也意味着知识具有实践的局域嵌入性,即知识是与某个具体情境下的具体认知实践活动联系在一起的,因而知识是具体的或局域的。不进入情境,就无法理解和把握知识的意义,这就从根本上影响到知识的跨情境传输和转移(许强,2003)。

D   知识的可共享性

在使用上知识不像土地、固定资产那样具有排他性,知识能被很多人和组织同时使用,而且共享知识的人越多,人们就越能创造出新的知识,知识的价值也越大。将知识区分为隐性知识和显性知识,反映了知识的可共享性的一面。传统的经济学假定知识共享的成本是零,其实知识共享是需要成本的,特别是隐性知识,由于其难以通过语言来表述,只能通过应用和实践才可明晰地获得,因此隐性知识的共享是缓慢的、成本昂贵的,且是不确定的(许强,2003)。

E   知识的可占用性

可占用性是指资源所有者占用资源所创造价值的能力。知识的可占用性的大小决定了知识能够产生收益的多少。隐性的知识是不可能被别人直接占用的,因为它不能被直接转移,只有通过将其运用于生产活动时,它才可能被其他人占用。而显性知识在可占用性方面面临两大难题:一是显性知识作为公共产品或非竞争性产品,任何获得它的人都能在不损失它的情况下再次将其出售;二是知识交易的行为可能会使潜在的购买者获得知识。因此,除了那些通过法律来保护的专利和知识产权外,知识在市场交易时通常都会被占用。知识因其隐性和产权模糊性而使得其借助于市场进行交易是不恰当的(许强,2003)。

F   知识的广泛分布性和专业性

哈耶克指出:"关于各种具体情况的知识,从来不以集中的或完整的形式存在,而只是以不全面且时常矛盾的形式为各自独立的个人所掌握"。也就是说,知识是以分散的形式存在的。对于企业来说,企业的知识并不是集中起来由某一个人(如企业高层管理者或企业所有者)所拥有,而是广泛地分布于企业各个组织成员的头脑之中。这就是造成个人有限理性的原因。此外,基于西蒙的有限理性假设,人的头脑在获得、储存、处理知识方面的能力是有限的,结果是知识生产的效率要求个人专业化于某个特定的领域(许强,2003),这使得人的知识往往具有专业性。知识的专业性可以被看做是交易成本理论中的资产专用性的表现形式之一。专业性越高则流动性越低,因此知识专业性也是阻碍知识流动的因素之一(Simonin,1999)。

2.1.1.5 医院知识

尽管知识的定义有多种多样,并且具有一定的普遍性,但是在本书中,我们主要针对医院这一特殊的服务行业中的知识进行讨论。由于讨论对象具有深刻的专业背景,因此知识也就有了其自身的行业特征。

医院是一个知识高度密集型的单位,集中了医学、药学、管理学等许多复杂的知识,而且与人文、伦理、法律、信息等学科有着广泛的交叉,其知识的学习、交流、应用以及研讨是相当普遍的。医院作为一个相对独立的组织,拥有自己的知识,即医院知识(hospital knowledge,HK)。从狭义上讲,医院知识是指对医院相关信息的推理、验证,从中得出的系统化的规律、概念和经验。但是,由于在医疗活动过程中存在着大量数据、信息,这些都是没有进行系统化的内容。如果把这些重要的医院数据、信息与"精确定义"的知识割裂开来是不妥当的。从医院业务需求角度来考虑医院知识的构成,知识不仅存在于文档和数据库中,而且嵌入在医院的日常工作、过程、实践和规范中。从广义上讲,医院知识是指医院既有的知识(原有的医院知识和医院新获取的个人知识和环境知识的总和),是医院不断从其内部成员和外部环境中获取而形成的包括数据、信息、严格定义的知识等内容的广义的知识。

本书将医院知识界定为:医院既有知识和医院新获取的个人知识和环境知识的总和,既包括严格定义的能够编码的医院知识和没有必要或暂时没有可能编码的医院知识,也包括医院数据、信息等内容;既包括理论知识、技术知识,也包括管理知识等。

A 医院知识的内容和形态

按照世界经济合作与发展组织(OECD)的《以知识为基础的经济》报告中援用关于求知的 4W 方式对知识进行的分类标准,可将医院的知识分为四种:

(1)知道是什么的知识(know - what),指关于事实方面的知识;

(2)知道为什么的知识(know - why),指自然原理和规律方面的科学理论;

(3)知道怎样做的知识(know - how),指做某些事情的技艺和能力;

(4)知道是谁的知识(know - who),指知道何人具有何种知识和能力的知识,涉及社会关系等方面。

前两类知事和知因的知识被称为显性知识,具有客观性和物质性的特征,容易获取、理解、传播和交流,是能够脱离于医务人员的大脑而以编码化的文字、图像、符号、声音等形式存在于书本、数据库、磁盘、光盘等载体上的有形知识,如医院的书籍、杂志、文本病历、影像片、电子数据库等各类文档。后两类知窍和知人的知识是隐性知识,因其难以表达和记录而不容易获取和传播,往往通过个人或集体的行为活动表现出来,难以获取和学习。它主要是依附于人的大脑、工作程序或某种情境中的无形的、非编码化的知识,如医护人员的临床经验、诊疗能力及技巧等,是医院产品创新和过程创新的关键。

医院知识包括业务领域和管理领域。业务领域的显性知识包括:病人的病历档案、各种检查检验信息(如放摄影像资料、超声检查信息、检验信息等)、临床诊断和治疗知识、药品信息、医学文献以及医护人员所积累的各种业务知识,常规医务统计结果(日或年门诊量、病床使用率和周转率等);医疗质量统计中的各种符合率、感染率、并发症发生率等;医疗数量统计中的手术人次、门诊和住院病人人数等;医院及医务人员的论文、论著、研究成果、专利等。管理领域的显性知识包括:医院的各种规章制度、医院的文件和档案、珍贵的历史资料及图片、各种行政管理知识、职工档案及进修信息等。

上面所列出的只是医院知识的一个很小的部分,绝大多数的医院知识以隐性知识存在。医院的隐性知识是一种没有用系统的、编码的语言明晰地表现出来的知识,它主要存在于医护人员的头脑中、物化在诊疗设备或固化在医院的组织制度、管理形式和医院文化中。其主要形式为:

(1)个人隐性知识主要体现在临床工作人员在医疗过程中的工作经验和能力、服务态度和质量。医生和护理人员在医疗实践中所积累的经验,一般不能通过语言表达,只能通过手把手的传授,例如对病人诊断中的、手术中的操作技巧和操作方式等。

(2)部门隐性知识主要包括科室医护人员在工作中处理问题的共同的经验教训,长期以来约定俗成的工作方式、方法,与病人沟通、协调及疾病治疗的机制,处理疾病尤其是疑难病例的惯例等。

(3)医院组织隐性知识以个人隐性知识和科室隐性知识为基础,包括医院对内外环境及事件的应对能力和协调能力,医院对外服务的整体水平和信誉,医院内部的亲和力与凝聚力以及体现在医院全体工作人员思想和行动中的共同的工作理念、道德信仰和精神风貌等。概括地说,医院和其他社会组织一样,在其特有的组织结构、运行机制、管理方式、业务流程和组织文化中,都蕴含着丰富的、无形的隐性知识,这些集体的隐性知识是医院发展的宝贵财富。

医院显性知识和隐性知识的联系十分紧密。首先,二者相互依存,即医院显性知识只有依靠医院隐性知识存在而生成,医院隐性知识依赖于医院显性知识的获取而成长;其次,二者相互转化,即医院个人隐性知识经过社会化和外化而转化为医院显性知识,医院显性知识经过系统化被医务人员学习而内化为医院隐性知识(Nonaka,1994)。在医院科技创新工作中,隐性知识比显性知识更宝贵、更能创造价值。加强隐性知识管理,促进隐性知识的转化与共享,是医院服务创新工作的重要内容。

B 医院知识的特点

现代医院管理表现为医疗技术不断创新发展,医疗服务不断优化。知识在医院中具有相当重要的地位,知识更新是医院技术创新和应用的关键。任何产业都有属于该产业的专门知识,而医院知识相对于其他行业具有以下的特点:

(1)医院知识是医疗服务过程中起主导作用的生产要素。由于医疗服务是以知识和智力为基础的,为消费者提供的主要是诊疗方案这种无形产品,消费者只能在购买服务后才能识别其服务的质量,因此消费者在选择医疗服务的时候,往往会比较注重医院的能力证明、知识存量和品牌信誉等因素。而这些依赖于医院隐性知识的积累,需要医院在服务过程中持之以恒,不断努力才能形成。在医疗这个特殊领域,人们往往选优不选廉,老牌公立医院以其技术在民众心目中树立了信任感和美誉度,仅通过价格的自发调节不能实现医疗资源的最优配置。医院知识即是医院向消费者提供服务产品和服务过程的基石。

(2)医院知识只有有效地转化为服务于患者的智力资本,才能够充分发挥知识在医疗服务中的竞争优势。医疗服务成功的关键因素体现在其拥有高度密集的高素质的医务人员。大多数成功的医院都拥有大批的接受过良好的教育和知识基础扎实的从业人员。其对知识的利用、传播和再创造的能力构成了医院的核心竞争力。医院知识随着业务的需要,处于持续创新过程中。医院的创新最终是通过医院员工的创新活动得以体现的,所以医院员工个人的创新活动是在长期积累的医院知识的指导下,发挥个人的能动性而进行的。医务人员通过知识创新,就能在同行业中取得先行者优势,并最终转化为医院的竞争优势。先进的医疗技术和设备只是医疗服务中的辅助手段,最终完成医疗诊断任务的还是掌握了先进医疗技术的人。最明显的例子就是外科手术,无论采用什么技术和设备,手术成功与否起关键作用的还是外科医生本身。

(3)医院知识依附于特定的业务流程而存在。企业的知识一般通过有形产品来体现,一种知识可以应用于批量产品的生产。而医院知识是面向特定的目标任务的,只能具体问题具体分析。对于同一个患者,不同的医生采用的治疗方案会有所不同;对于同一个医生,对相同症状的不同患者采用的治疗方案也会不同。医生所采用的每一种治疗方案,都是综合考虑患者各种因素后决定的,脱离具体业务流程谈论医生个人知识的显性化是没有意义的。个人知识只有在医院特定业务处理的实践过程中才能被评估、提炼并转化为医院知识。因此,某个医院的知识就是该医院所独有的知识。独有性决定了医院知识对外具有保密性。

2.1.2 组织学习模型

2.1.2.1 组织学习的概念和特征

1978 年阿吉瑞斯(Argyris)和熊恩(Schon)在其著作中第一次提出了"组织学习"(organization learning)这一概念。随后,组织学习的思想得到了不断的发展,尤其是这些年来它一直是西方学术界研究的热点问题。尽管组织学习已经成为国内外广泛关注的热点,但是对于什么是组织学习,长期以来并没有达成一致的认识(Foil,Lyles,1985)。关于组织学习这一概念,不同学者给出了不同的定义:

Argyris 和 Schon(1978)将组织学习看成是组织发现错误,并通过重新使用有关理论而加以改正的过程。

Foil 和 Lyles(1985)认为,组织学习是通过理解和获得更丰富的知识来提高能力的过程。

Levitt 和 March(1988)认为,组织学习是对过去行为进行反思,从而形成指导行为的组织规范。

Meyers(1990)指出,组织学习是组织通过观察、评价并以积累相互作用的而且目的明确的方式对来自组织内部和外部的刺激采取行动。

Senge(1990)将组织学习看成是管理者寻求提高组织成员理解和管理组织及其环境的能力和动机水平,使其决策更能提高组织效率的过程。

Huber(1991)将组织学习过程看做是知识获取、信息分发、信息解释和组织记忆。

Nonaka(1995)将组织学习看做是一个企业促进知识创新或知识的获得并使之传播于全组织,体现在产品、服务和体系中的能力。

陈国权、马萌(2000)认为,组织学习是指组织不断努力改变或重新设计自身以适应不断变化环境的过程,是组织的创新过程。

此外,众多学者还对组织学习问题进行了探讨,其研究主线主要有两种:一是强调认知的改变;二是强调行为的变化。Nonaka(2000)开创了组织学习的新视角,认为组织是一个持续不断地创造知识的集合体。知识创新是一个持续、自我超越的过程。在这一过程中,组织超越其旧边界,通过获取新的场境、新的世界观、新的知识而形成新的边界。

从以上种种定义可以看出,组织学习主要有以下几方面的特点。

A　组织学习的主体是组织

虽然组织学习只能通过个体的组织和行为实现(Argyris, Schon,1978),但组织学习不是组织中个体学习的简单加总,而是将个体学习有机整合为集体学习,使个体知识转化为组织共享的知识,以产生更大的生产力。因此,组织学习强调的是一种社会性学习,是组织中人人都参与的团队学习和集体实践的社会现象。

B 组织学习的本质是一个过程

过程是各种作业和行动的集合,它们一起且只能一起把输入转换成输出(Garvin,1998)。组织学习的输入是经验、知识等,输出则因学习的目的不同而异,如组织变革、创新、持续改进等。组织学习是一个通过组织中人与人之间的交互作用,从而不断产生和应用新的知识,以便可以有效地处理、解释、反映组织内外的各种信息(Simon,1991)。

C 组织学习是以经验或知识为基础的

以经验和知识为基础有两方面含义:首先,组织学习是以组织过去的经验、知识为基础的。理论上把组织积累的经验、知识等称为"组织记忆"(organization memory)。表现为包括来自组织内部的和外部的、以挖掘和未挖掘的个体经验和知识(个体记忆)、组织文化、组织结构、作业流程,以及组织的生态环境(Walsh,Ungson,1991)。其次,组织学习是由新的经验、知识引发的。组织学习必然是从获取新的知识和经验开始,这种知识和经验可能表现为一种直觉(Crossan et al.,1999)、隐性和显性知识(Nonaka & Takeuchi,1995),或者是一种新方法,它是组织学习的第一步。

D 组织学习是基于行为的

组织学习理论与认知和行动有关,而知识管理理论忽视了学习理论中行动实施和知识获取之间持续不断循环(Seng,1999)。组织学习表现为动态的循环过程,在知识、经验等认知被融入行动的基础上不断积累,而知识管理关心的主要是静态的知识。组织学习是一个组织知识的不断创造—传播—应用的螺旋式上升过程(Nonaka,2000)。

组织学习包括四个层级:个体学习、群体学习、组织内学习和组织间学习。通常情况下,研究文献中提到的组织学习主要指组织内学习和组织间学习。

2.1.2.2 组织学习过程模型

了解组织学习的过程,可以帮助我们更好地了解组织是如何学习的,哪些因素会促进或者阻碍组织学习,这对于组织提高学习效率是有益的。

根据对国内外关于组织学习过程的研究文献分析,组织学习过程可以分为以下几种主要类型。

A 问题解决型

以 Argyris(1978)为代表的学者认为组织学习有两种形态,即单环学习和双环学习。单环学习是将组织运作的结果与组织的策略以及行为联系起来,并对策略和行为进行修整,从而使组织绩效保持在组织规范和目标规定的范围内。单环学习只是发现错误和纠正错误的过程,而组织规范与目标本身则保持不变。单环学习是一种较低水平的学习方式,目的是为了适应环境,因此又称为"适应型学习"。单环学习在短期内会促进企业达到自身人为的理想水平,但在长期效应上是不够的。双环学习是重新评价组织的本质、价值和基本假设。这种学习不仅可以检查和改正错误,还可以进一步质疑和调整现存的规范、程序、政策和目标。双环学习是较高水平的学习,又称为"变革型学习"。

Argyris(1978)将组织学习过程看成是着重于解决问题,主要包括发现(discovery)、发明(invention)、执行(production)和推广(generalization)四个阶段。前两个阶段发现问题或机遇,并找出解决问题的方法以适应型学习(单环学习)为主,组织原有的规范不能通过适应型学习得到改变;后两个阶段组织产生了新的规范或程序,组织进行了变革型学习(双环学习)。这四个阶段的循环过程实际上就是从发现问题(包括机遇)、解决问题到形成组织记忆的循环往复过程。

B 信息处理型

以 Huber(1991)为代表的学者主要从信息角度分析了组织学习,该过程模型认为组织学习过程包括知识获取(knowledge acquisition)、信息分发(information distribution)、信息解释(information interpretation)和组织记忆(organizational memory)四个阶段,其中知识获取是指利用组织的可用知识、经验来学习、观察其他组织,移植组织索取的知识组件,注意或寻找关于组织环境与绩效的信息;信息分发是指信息共享,以获得新信息;信息解释是指给予所分发的信息一个或多个共同了解的解释过程;组织记忆是指知识被存储以备未来所需之用。组织学习就是不断地获得知识(或信息)并形成组织记忆的过程。

C 经验(知识)导向型

Nonaka(1995)认为,组织学习是组织内获取、创造和传播知识的过程,是隐性知识和显性知识的相互转化过程,个人隐性知识经过社会化(socialization)、外在化(externalization)、系统化(combination)、内在化(internalization)四个方面(SECI),完成知识在组织内部的扩散。该模型侧重个人隐性知识如何经过螺旋上升的过程成为组织的新财富,很好地解释了组织内部知识转换的问题。但该模型中知识在组织内流动形成一个封闭的环,没有考虑与外界的交流。Bessant 和 Francis(1999)主要强调了试验和经验在组织学习过程中的重要作用,主要包括试验(experiment)、经验(experience)、反思(reflection)和概念形成(concept)四个阶段,该模型认为组织学习是组织通过试验和经验寻找机会、危机或解决问题的方法,并通过不断反思将该方法形成组织记忆的循环过程。

2.1.3 联盟知识共享

近年来,联盟和知识管理是两个研究热点,联盟中的知识共享问题则是这两个热点领域的交叉领域。目前国内外对这方面的研究较多。

2.1.3.1 联盟的界定

联盟是指独立组织之间通过共享资源,在研发、生产以及营销等领域形成的一种稳定的合作关系。它往往是合作伙伴为了取得更大的竞争优势,自愿达成协议而建立的一种组织形式。它是一种介于市场和企业之间的边界模糊的组织形式。本书所研究的医院联盟是指独立医院之间在政府或市场的驱动下,在研发、诊疗、护理、康复以及营销等领域形成的一种稳定的合作关系,目的是优势互补、资源共享。

2.1.3.2 联盟的知识基础理论

20世纪90年代以来,企业知识理论受到理论界的关注。企业知识理论实际上是一系列具有特定密切联系的理论的集合体,包括"企业资源理论"、"企业核心能力理论"、"企业知识理论"和"企业动态能力理论"等。纳尔森(Nalson,1982)、福斯(Foss,1997)和格兰特(Grant,1996)等人提出的企业知识理论认为,生产的关键投入和企业价值最重要的来源是知识,社会生产是在知识的引导下进行的。知识是企业应对激烈的竞争环境和保持企业持续竞争优势的关键,是企业核心竞争力的主要来源,它已成为企业所拥有的最为重要的战略资源。

与传统的企业理论(比如交易成本理论和企业资源理论)相比,企业知识理论采用了一个更为动态和宽泛的视角。一方面,企业知识理论并不仅仅局限于对知识本身(比如显性知识或隐性知识)进行研究,更为重要的是,它强调动态的知识管理过程,即认为知识的获取、累积、使用和扩散等知识管理实践对企业的竞争优势和核心能力产生决定性的影响。另一方面,企业知识理论融合了先前多种企业理论,比如企业资源理论、组织学习理论、认识论以及创新理论等。作为企业资源基础理论的扩展,企业的知识基础理论强调运用层级组织,即企业而非市场作为一种获取和增加知识流的手段,企业被看做是一个"知识处理系统"或一个"专门知识和隐性知识的仓库"。此外,通过借鉴组织学习理论的一些观点,企业知识理论认为企业识别和管理知识的能力是其持续参与组织学习的结果。因而,企业的竞争优势和长期绩效取决于该企业能否有效地学习和创造新知识。

组织学习理论认为,知识产品市场较多地存在"市场失灵"现象,对许多隐性知识而言,也许市场根本就不存在。知识产品市场失灵,一是知识转移多采用内部化形式,知识多隐藏于组织内部,其在组织内部的转移成本低,因而多采用内部化;二是因为知识学习的成本高,拥有独特的知识产品是企业获取竞争优势的源泉,企业为生产知识消耗了大量资源,因此企业必定会竭尽全力地防止企业知识的"外溢";另外由于信息不对称、机会主义和不确定性的存在,也使知识产品难以用市场价格机制进行交易,这一切都增加了知识学习的成本。为了避免发生这一现象,企业常常通过建立联盟促使知识进行"内部化"转移。Hamel(1991)、Kogut 和 Zander(1996)、Mowery Oxley 和 Silverman(1996)的研究表明,企业形成联盟伙伴关系是为了获得组织学习的机会。在越来越多的案例中,企业在选择联盟伙伴时,更重要的是考虑双方知识学习的能力。组织学习理论认为,联盟是解决经验型知识转移的有效途径,通过缔结联盟可以创造一个便于知识分享的动态的宽松环境,通过人员交流、技术分享、访问、参观联盟伙伴的设施等办法将经验型知识有效地移植到联盟各方,进而扩充至创新企业的核心能力,真正达到企业间合作的目的。学习不仅是联盟产生的重要原因,也是联盟获得成功的一个重要因素。联盟的重要性和意义在于,企业作为一个学习型组织,可以通过内部的"干中学"、"用中学"以及联盟的"从相互作用中学习"、"产业间外溢"等基本的学习途径,不断提高进而达到增强企业竞争优势,改善企业整体经营效率的目标(马成梁,2005)。

2.1.3.3 联盟对组织外部知识获取的影响

A 组织获取知识的三种途径

组织可以通过市场、组织本身和联盟三种途径获取知识。其中,市场和联盟属于知识获取的外部来源,组织自我知识的发展属于知识获取的内部来源。下面对这三种途径进行比较分析。

第一种途径是通过市场交易、兼并或收购其他企业来获取所需的知识。人们普遍认为,可以直接转换、交易和商品化的知识实质上是显性知识,具有公共产品的性质,因而企业从外部购买的是显性知识,并不能因为它的吸收而形成企业自身的核心能力,至多只为企业核心能力的培养起了一个基础作用。我国企业在这方面的教训太多了。改革开放以来,我国很多企业花费了大量的外汇引进了国外的先进设备、先进技术和先进管理方法,以期迅速培养自己的核心能力。的确,这种做法对我国企业的整体知识水平的提高起了很大的作用,在一定程度上缩短了与世界先进企业的差距。但大部分企业并没有因此而形成自己的核心能力,企业及其产品在国际市场上仍无竞争力,反而陷入了"落后—引进—再落后—再引进"的恶性循环之中。这其中的重要原因就是企业花钱买的是显性知识,而非隐性知识,所以始终没能形成自己的核心能力。若采用兼并或收购其他企业的途径,可以获取企业所需的知识和能力,但这种做法所需的成本和精力是巨大的,会给企业带来很大的财务风险和经营风险。因为企业核心能力中包括了组织关系、组织态度、企业文化和价值观等深层次的隐性知识,兼并或收购意味着组织的重构或重组,嵌入原企业的凝聚力、关系、态度、文化等往往会受到破坏,特别是当企业之间的知识结构和认知能力相差甚远时,这种破坏力会更大(王磊,2005)。

第二种途径是企业依靠自身的力量来发展其所需要的知识和能力。这是一件花费昂贵而且非常困难的事,因为核心能力的培养是一个长期积累的过程,它有明显的路径依赖性,即核心能力与企业现有的知识存量密切相关,这对知识存量明显不足的企业来说,就需要耗费更长的时间。企业内部发展的核心能力,往往由于缺乏对外界变化的关注和适应能力,而出现核心刚性。核心刚性将导致企业现有核心能力价值的逐渐丧失,并限制了企业进入新的核心能力领域,阻碍了企业核心能力的动态发展。另外,知识的获取需要大量的投入,包括研发费用、人员素质的提高、各种显性知识的学习等,绝大多数企业在上述几方面则需花费更多的资金和精力。所以,在当今产品更新换代加速、国际市场竞争日趋激烈、知识更新日新月异的知识经济时代,一个企业,特别是知识存量不足的企业,想完全依靠自己的力量来获取培养核心能力所需的所有知识几乎是不可能的,只会使自身的处境日趋危险。因此,许多企业开始寻求通过外部联盟的方式来发展企业的核心能力(王磊,2005)。

第三种途径是企业通过建立联盟来获取和创造所需的新知识和新能力。基于知识的联盟的中心目标就是知识转移和组织学习,特别强调通过联盟从其他组织学习和吸收内隐知识,或者同其他组织合作创造隐性知识。联盟的建立主要是基于组织资源、知识和能力的互补性,即联盟一方具有另一方不具备的资源、知识和能力,以实现联盟伙伴共同受益。因此,联盟密切了其成员组织之间的关系,有助于组织之间相互学习彼此的知识和能力,也有助于组织之间的知识结合,从而创造出新的交叉知识。此外,联盟还能促使一个组织帮助另一个组织建立新的知识和能力,而这种知识和能力将有益于彼此今后的发展。联盟可以有效地实现联盟伙伴之间的隐性知识的转移。如果联盟伙伴之间只简单地传递显性知识,那就不需要联盟,而只需一本书或一套公式或参观一下就可以了解了。所以基于知识的联盟的重点是学习和吸收对方的隐性知识。当然,联盟也有让自身的核心知识外溢,从而降低核心能力价值的可能。但是,任何一种方式都无法十全十美,必然有其自身的优点和缺点。

三种知识获取途径的比较见表2-3。

表2-3 企业知识获取途径的比较分析(王磊,2005)

途 径	企业自主开发相关知识	企业通过市场购买相关知识	企业通过联盟获取相关知识
主要优点	掌握相关知识的产权,可形成较完善的知识链,培育自主开发新知识的潜能	时间短,见效快;但需更多的相关设备和人员	易于开发新知识和转移隐性知识,有利于挖掘解决问题和开发新知识的潜能
主要缺点	成本较高(较多的人力和物力),所需时间较多	所需费用较多,很难获取更多的知识,隐性知识转移较难	自身的知识,特别是核心知识可能外溢

B 联盟是组织获取外部知识的有效途径

在技术和能力转移活动中,联盟相对于传统的内部契约和市场交易具有一定的优势。联盟形式兼具市场的一些激励特征和内部层级结构的监督和控制能力,因此能够提供一条获取技术和其他复杂能力的更有效的途径(许运娜,2003)。

a 相对于市场的优势

市场交易是偶然权力契约(contingent claim contract),是一次性的价格机制,而企业专有(firm-specific)的能力往往是嵌入在一定的组织结构中,是一种默会的知识,带有很大的不确定性。而市场交易的途径只对获得显性知识有效,难以获得企业的能力。联盟可以克服这一缺陷,它介于市场与内部层级结构之间,利用相对长期、稳定的契约或股权关系,在联盟伙伴之间建立某种影响深远的相互依存性,把企业能力转移的不确定性固定下来,在联盟成员的相互交往和作用过程中转移企业的隐性知识。所以,学习型联盟是转移隐性知识的有效工具,这是市场方式所不具备的。

b 相对于企业内部发展的优势

企业内部发展的学习成本、风险较高。联盟则在一定程度上克服了它的一些缺陷。联盟的优势表现在:(1)节约时间和成本。企业内部的能力开发需要投入较多的时间和成本,其能力开发的效果和速度可能难以适应竞争环境迅速变化的要求;通过建立联盟,可以迅速联合和共享所需知识、能力及其他资源,通过互补和协同效应实现能力的开发,同时还可以分担成本和风险。相对于内部层级结构来说,联盟获取相同的学习利益所承担的成本和风险都要低一些。此外,由于联盟相对于内部层级结构的松散性,其退出成本也相对较小。(2)联合差异化能力。联盟的出现是为了在拥有不同知识基(Knowledge Base)的不同企业之间实现隐性知识的转移(Grant & Baden - Fuller,2004)。不同企业的联盟能够实现差异化能力的联合,有助于一个企业学习和共享另一个企业的专业能力,帮助企业扩展和改善其能力基础,获取竞争优势。(3)创造新的能力,克服核心刚性和能力陷阱。联盟通过密切的相互作用实现嵌入在企业组织流程中的知识的转移,获取外部能力。更重要的是,通过与外部能力的结合,能够创造出更多单个企业所不能获得的新能力。这种现象实际上在一定程度上改变了企业能力发展的路径依赖,解决了单纯的企业内生性创新和发展的核心刚性和能力陷阱问题(许运娜,2003)。

c 知识共享

《现代汉语词典》对"共享"的解释是:"与他人共同享受、使用和行使"。它有两层含义:一是可以共同拥有;二是可以共同使用。因此,联盟知识共享即是联盟成员共同拥有和共同使用知识。

对于知识共享,不同的学者根据对知识共享研究的侧重点,分别从知识来源、知识转移、知识交易、知识学习和知识创造等多

种角度给出了不同的定义,下面列出几个有代表性的定义:

Davenport 和 Prusak(1998)将知识共享过程看做是员工参与知识市场的过程。和其他商品与服务市场一样,知识市场也有买方、卖方,市场的参与者都相信可以通过市场交易获得互惠、声誉等形式的收益。同时他们认为知识共享是两个过程的有机统一,这两个过程分别是知识转移过程和知识吸收过程,并据此提出了一个知识共享公式,即:知识共享 = 知识转移 + 知识吸收,这与知识共享过程中的外显与内化的概念是一致的。

Senge(1999)认为知识共享与信息共享有所不同,知识共享不仅仅是一方将信息传给另一方,还包含愿意帮助另一方了解信息的内涵并从中学习,进而转化为另一方的信息内容,并发展个体新的行动能力。

Hendrinks(1999)指出知识共享是一种沟通的过程,他认为知识不像商品那样可以自由地传递,当一个人向别人学习知识、共享知识的时候,自己也必须有一个知识重构行为,必须要具备一定的知识基础去获取知识、共享知识。因此,知识共享涉及到两个主体:知识的拥有方(knowledge owner)与知识的需求方,知识的拥有方必须有共享知识的意愿并且以演试、演讲或写作等外显(externalization)形式提供知识,而知识重建者(knowledge reconstructor)则必须觉察知识的这种表达,并以内化行为(internalization)如模仿、倾听或阅读等方式来认同、理解这些知识。

Eriksson 和 Dickson(2000)认为一组人知识共享的过程包括认知上与行为上两个侧面的内容。当知识被共享和使用时,新的知识也被创造出来。因此,组织应该创造一种知识共享环境。

Lee(2001)偏重于知识转移角度的研究,将知识共享定义为:将知识从一个人、群体或组织转移或传播到另一个人、群体或组织的活动。

Nancy(2002)认为,知识共享有两个含义:一方面意味着送出一部分,这是一种慷慨的举动;另一方面意味着共同持有,就如同在一个"共同信仰系统"中,也就是说共享不是无条件的索取,而是一种双向的过程,是一种在给予基础上的获取和持有。

国内学者魏江(2004)等人在研究中指出:从知识存放地点的转变这个角度来看,知识共享是一个个人知识和组织知识不断相互转化的过程;从共享内容的转变这个角度来看,知识共享是隐性知识不断转变为显性知识的过程。

宝贡敏(2007)认为知识共享首先是一种交换过程,如个体与他人共享组织的相关信息、观点、建议和专长;其次知识共享是一种转化过程,一方的知识转化为可以被其另一方所理解、吸收和使用的过程。

从以上定义可以看出,国内外学者研究知识共享的角度各有侧重。有的学者从组织知识的角度构筑知识共享体系;有的学者从制度和机制上研究知识共享的具体模式;有的学者从博弈论角度探讨知识共享的形成机理。这些研究大多认为有效的知识共享可以加速知识在组织间的流动与综合,促进组织学习,提高组织学习的效率,实现组织知识创新,构建属于组织自身的、独特的专有知识。因此,知识共享的终极目的是知识的普及应用与知识创新,模式和机制是实现知识共享的关键。

谈到知识共享,不得不提到知识转移(knowledge transferring)。Alavi 等(2000)指出,知识转移就是知识从一个主体转移到另一个主体的过程。基于这一认识,学者们对知识传递的过程进行了深入的分析,普遍被采纳的思路是从知识的属性入手,分析知识转移的过程特征。比如,Albino(1999)等学者将组织间的知识转移分解为两个基本过程,一是主体间信息传递的“沟通过程”,二是主体对所获得的信息进行解释,从而形成知识的“认知过程”,其中沟通理论指出了构成知识转移过程的基本要素包括知识发送者、知识的内容、知识的渠道、知识的接收者;Lindholm(1997)把国际合资企业中产生的学习分成三种不同的过程:(1)合作者向合资企业的知识转移;(2)通过对合作者及其成员所提供的不同知识信息加以整合而产生的相互学习;(3)收获(指在合资企业内所产生知识在母公司的内在化,这样,这种知识就能运用到其他领域)。这些程序表明,联盟能够提供一种获取或产生知识的方法,且这种方法只有联盟才能提供。Berdrow 和 Lane (2003)的研究与 Lindholm(1997)的研究类似,他们也研究了合资企业中的知识转移过程,该过程一般包括三个阶段:(1)转移过程(transfer);(2)转换过程(transformation);(3)收获过程(harvesting)。

从二者的概念可以看出,它们描述的内容、关注的重点是有区别的:

(1)知识共享是知识的双向流动过程(见图 2-2),它包括共享的主体和客体。共享的主体指的是参与知识共享的双方(各方),共享的客体是指知识本身。知识共享过程是共享主体的互动过程,知识在共享过程中是双向流动的,共享过程中共享主体需要积极和主动的参与,互相激发、互相探讨。共享成功与否取决于共享主体的共享意愿、合作态度,双方的知识能否实现"对接"和共鸣。知识共享的结果是共享主体的知识均得到了增长。知识共享的目的是提高组织的能力,而成功的知识共享应该是通过对知识的吸收与利用,改变知识获得者的行为方式和心智模式,从而增加组织的价值。

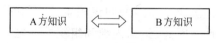

图 2-2 知识的双向转移

(2)知识转移是指知识从一个地方传递到另一个地方或从一个使用者传递到另一个使用者,侧重的是知识单向流动(见图 2-3)。在知识转移的概念中,一般包括三个要素:知识源、知识接

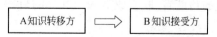

图 2-3 知识的单向转移

受者、知识。在知识转移的过程中,知识源具有知识优势地位,起着主导作用,知识接受者往往是被动的对转移来的知识进行学

习、消化和吸收。知识转移成功与否,取决于知识源的转移意愿
与解释能力,知识接受者现存的知识基础、学习意愿、学习能力、
所转移知识的类型、媒介和编码方式。衡量知识转移效果的指标
往往是转移速率和转移量。知识转移的结果是知识接受者学习
到了知识源的知识并将其应用于自己的工作中,获得了满意的效
果。

知识共享与知识转移虽然存在着区别,但二者是密切相关
的。知识共享是指缩小个体或组织之间的知识差距的所有活动
和过程,包括知识传播、知识扩散和知识转移,但不限于这些活动
和过程。知识共享的状况和程度,最终是通过知识转移的效果显
示出来的;反之,知识共享的状态和程度,对知识转移的水平和效
果也会产生相当的约束作用。知识共享可以看做是知识转移过
程的拓展,知识转移是知识共享的特殊形式。

2.1.3.4 联盟知识共享的机理

组织是特定知识的集合体,每一组织的知识都是独特和难以
模仿的,尤其是组织的隐性知识。组织当前的知识存量直接决定
了组织发现未来机会和配置资源的方法,同时与组织知识密切相
关的认识能力还决定了组织的知识积累。知识的差异导致了组
织绩效的差异性。因此,组织内部和组织外部之间的知识吸收、
知识共享、知识转移和知识保持是获得并维持竞争优势的关键所
在。诚然,在一般的组织交往中,通过市场交易也可以获得知识,
但是,相对市场交易来说,组织间的联盟被普遍视为知识传递和
形成网络知识的有效方式(Wiliamson,1985)。

从知识观的角度看,联盟成员知识共享的机理主要表现在以
下几方面。

A 知识分工与积累理论

亚当·斯密曾说,劳动分工促进了专业知识和技能的积累。
经济学家杨小凯也认为,分工与知识积累是相互影响的,一方面

分工促进专业知识的积累,另一方面专业化的知识积累促进分工的动态演进。经济活动中不仅有人与人之间的分工,而且存在组织与组织之间的分工。按照组织知识理论,在组织的成长过程中,每个组织在生产过程中形成和积聚了独特的专业性知识,并且组织的知识存量决定着组织今后发展的路径和方向。与此同时,分工也产生了对各个经济活动主体之间关系的协调的要求。从社会经济活动的整体看,分工在促进不同主体的知识积累的同时,也需要对不同主体的知识进行协调和整合。把广泛分布于不同主体的相似性或互补性知识,根据不同的目的协调和整合,可使知识发挥整体效应。由此,在知识分工的情况下,各主体会产生相互的知识交流的需求。

另外,组织先期持续性的知识投资是获得市场的重要条件,但是,市场的迅速变化又可能使组织所积累的知识贬值,使其知识投资的收益迅速下降。这就是知识投资的报酬不确定性,是组织在进行知识生产时必须面对和设法控制的。也即所谓的经营环境的变化使组织核心能力转变为组织发展的核心阻碍。有效降低知识投资的报酬不确定性、知识投资的风险是现代组织在知识生产与知识经营中制胜的关键要素之一。在这种情况下,通过组织之间的联盟,能够有效实现组织在知识投资上的专门化和规模化的统一,形成不同组织的不同专门化知识之间的协同,这样,在降低知识投资风险的同时,也相对提高了知识的生产率,提高了知识的投资报酬收益,减少了知识投资的不确定性。应该说,学习型联盟是减少知识投资不确定性的有效手段之一。

B 知识市场的路径依赖理论

知识市场的路径依赖理论认为通过观念、技术和生产等的领先而获得市场领先,锁定消费者,从而获得知识投资的报酬递增。因此对于组织来说,缩短知识创新的时间、缩短新产品和服务上市的时间,是实现与提高知识投资收益的关键,而一旦获得市场领先,根据学习曲线理论和规模报酬递增原理,其新产品开发上的投资收益将不断提高。例如 VHA 制式的录像带成为主流产品与行业标准,就迫使其他企业都要遵循这一标准,标准竞争就是指的这个意思(刘化棣,2004)。组织间不同形式的联盟可以通过以知识为核心的组织优势资源的有效利用和重新整合,形成新产品上的集体资源优势,解决产品创新和商品化中的各种问题,提高产品开发的速度与效率,提高市场领先的能力。技术越复杂,技术创新的范围越广,技术创新中所需要的投入越大,技术创新的不确定性越高,医院战略联盟为医院赢得市场依赖的优势就越明显。目前,全球范围内围绕着复杂技术所不断发展的知识联盟趋势,是对这一原理的最好证明。

C　知识能力过剩理论

对市场中不同规模的企业而言,由于在技术、经济和政府管制等方面的变化,对规模经济与范围显著的资产有不同的投资和管理积极性。纵向一体化的大型企业和企业集团往往有投资于规模经济的积极性;对于广大的中小企业而言,对专门性资产的有效管理(市场结构)更感兴趣,这两种投资积极性都将会造成知识能力的过剩。因为独立的经济人无法根据个人效用来估计专门性资产的投资所带来的外部成本和利益的增长,一体化的公司制比市场结构更有优越性。但是,公司制具有投资甚至过分投资的强烈愿望,与市场结构相比,其对专门性资产的有效运营与管理的积极性不高,因此,在市场多变、知识极易贬值的情况下,公司制不可避免地会出现资产投资过剩的现象,出现知识能力的过剩。而市场结构下的众多小企业,虽然对专门性资产的进一步投资有些动力不足,但对既有资产的管理表现愿望强烈,使得其在资产的规模和范围经济不明显的条件下,比公司治理结构更有优势,但如果彼此之间缺乏协调,市场结构下也会造成中小企业在某些资产上的总的过度投资,同时,由于市场的快速变化,也会出现某些既有资产相对过剩的情形(刘化棣,2004)。

解决企业知识能力过剩问题的主要出路是提高知识有效扩

散的能力与速度,提高其市场占有能力,而利用公司之间的外部合作是重要手段之一。对于企业联盟的知识转让方而言,向外传递知识的收益主要体现在以下两方面:一方面,通过将知识扩散、应用到其他地区的市场,增加市场份额,提高投资收益率;另一方面,通过与当地企业组成的联盟,获得进入当地市场的技术与知识,同时丰富自己的知识体系与经验,从而提高企业的核心能力(如图 2-4 所示)。

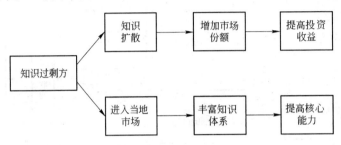

图 2-4　知识转移方的收益(陈菲琼,2001)

D 知识缺口理论

各个企业的知识系统既存在异质性,又存在有限性。企业在分析竞争环境和评估自身的竞争力及资源时,往往会发现,在竞争环境中它们所要取得的知识目标与它们依靠自有资源和能力所能达到的目标之间存在着一个知识缺口,而知识缺口的存在在一定程度上限制了企业走依靠自有资源和能力实现自我发展的道路,外部企业所拥有的知识往往能弥补这一缺口,这就在客观上要求企业走知识联盟的道路。企业的知识缺口越大,参加知识联盟的动力越大。

动机与知识差距概念紧密联系,有知识差距存在,企业就要设法弥补,于是就产生建立联盟的动机。动机一旦形成,企业就会积极地寻找合适的合作伙伴建立某种合作关系。企业联盟有助于一个企业学习另一个企业的专业能力,有助于两个企业的专业能力优势互补,并创造组织间的交叉知识。

联盟知识共享,可以使一个企业学习另一个企业的特长知识,包括对方的关键技术、相关的信息技能等,并将其内在化,最终创造出新的知识(如图 2-5 所示)。通过企业之间的联盟则能够有效利用市场机会、开发新产品和实现企业的战略目标。同时,企业知识的复杂性意味着容易处理的显性知识不足以指导实践,而技术知识的隐性部分很难在企业之间进行有效转移,联盟则可以实现隐性知识在企业间的转移。

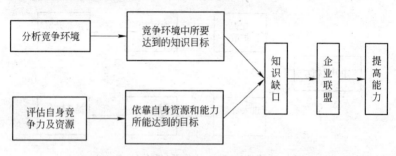

图 2-5　企业联盟的动机(陈菲琼,2001)

2.1.3.5　医院联盟的主要特征

A　资源的异质性是医院间合作的基础

这种互补性既可以表现在纵的方向上,即价值链上的互补性,又可以表现在横的方向上,例如在研发、技术方面的互补性。这种异质性和互补性,一方面给予联盟存在的必要,另一方面使学习成为联盟中不可或缺的组成部分。医院联盟强调的是通过相关医院之间的知识的互补性达到相互学习、增强医院能力的战略性目的。医院联盟可以协助一家医院从其他医院那里学习到专业化的能力,与其他医院合作创造新的知识,也可以使一家医院协助另一家医院创造新的能力和技术并使双方共同受益。具有互补性资源的医院通过联盟可以弥补各自资源的不足,产生协同效应。如核心医院拥有人才、技术等优势,存在大量原始性知识创新。而社区医院服务成本低、病源稳定。双方结成联盟,既可解决社区医院资金、技术、人才等的缺乏,又可为核心医院的剩余服务能力提供广阔的市场。此外,联盟可以降低社区医院的运作成本。社区医院采购 CT、核磁共振仪、结石碎石机等大型设备,投资高、维护费用高、利用率低,而核心医院由于具有区位优势和技术优势,拥有这些设备可以获得规模效益。若与核心医院共享这些设备,社区医院就可以减少设备的购置费用和仪器使用人员的培训费用(Christine,1999)。

B 学习和创造知识是联盟的中心目标

知识管理是一个知识获取与创造、加工与存储、转移与共享和应用与创新的动态过程(见图 2-6)。在这一过程中,知识管理是由四个环节组成的一个环环相扣的知识活动链,四个环节相互依存、相辅相成。其中,知识转移与共享是联结知识获取与创造、知识加工与储存和知识应用与创新的纽带,它直接制约着知识的应用和创新,更关系到知识管理的效果。知识只有在相互交流时才得以发展,如果知识不能与现有知识相联系并且不为人所有,知识是没有价值的。联系越广、越有效,知识就能得到更多和更好地共享,创造新的知识才成为可能。

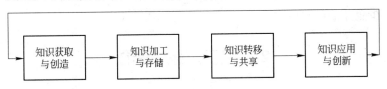

图 2-6 知识管理过程

知识创新是对原有知识的创造性变革和升级。知识创新并不是一个独立的过程,它包含于知识生产、传播和使用的全过程。组织内部积聚着大量宝贵的知识资源,只有通过有效的知识共享,才能对其进行有效的开发和充分利用,进而促进知识创新的顺利实现。知识共享的过程往往也是知识创新实现的过程,因而,在知识管理过程中把知识共享看做是知识创新的重要基础。

不论何种创新都不是凭空产生的,而是建立在一定的知识基础之上的。而这种知识基础的形成就有赖于知识共享的程度,知识共享做得越有效,知识创新的水平就越高。与此相反,随着知识信息的重要性、保密性的不断升级,知识共享的范围将会大大减小,知识创新的水平也会降低。

从长期来看,医院可持续竞争优势来自于医院比竞争对手更强的学习能力。这里的学习不仅包括知识的传输,还包括知识的生产。对于医院联盟来说,联盟的主要目的之一就是互相学习。学习的目的在于协助一家医院扩大和改善它的基本能力,有助于从战略上更新核心能力或创建新的核心能力。当医院内部不能充分利用已经积累的经验、技术和人才,或缺乏战略资源时,可以通过联盟形式充分利用闲置的资源来弥补这些资源。从知识与学习的角度来看,联盟形式可以充分利用内部闲置的知识并学习对方的知识,以加强其核心竞争能力(刘化栋,2004)。Wakeam(2003)认为,战略联盟的特点主要体现在战略层面上,这主要体现在五个方面:(1)它是实现企业核心目标的关键;(2)它是企业发展和保持核心竞争能力及其他竞争优势的关键;(3)它可使企业避免受到竞争威胁;(4)有利于企业未来战略的实现;(5)可减少企业的商业风险。

2.2　组织能力理论

核心能力理论、吸收能力理论和动态能力理论都是讨论企业联盟中知识共享的重要的能力基础理论。这是因为,核心能力理论本身就是对沟通、参与和对跨组织工作的认同。而沟通、参与和认同的动因是对企业内外部知识和有形资产的协调与整合,以产生更有效率的经营运作方式,使企业不断创造新的竞争优势。吸收能力理论一般认为组织的吸收能力是企业评价、同化和运用新知识于商业化目的的能力。动态能力理论也认为动态能力具有产生多样化业务的知识特性。

2.2.1 组织能力的内涵

基于能力的理论将企业视为一个能力体系,把拥有特殊的能力看做是形成企业竞争优势的关键因素,认为企业能力体系的差异决定了企业的异质性,并将企业的内部过程作为其基本的分析单位。该理论和基于资源的理论一样强调要素市场的不完全性,认为企业不可模仿、难以复制、不能完全转移的独特的能力是企业持续竞争优势的源泉(Barney,1991)。对组织能力的定义有多种,理查德森首先提出企业能力的概念。他认为能力就是指企业的知识、经验和技能。他还认为,由于许多需要协调的非相似活动(需要由不同的能力去从事的活动)必须通过企业之间的能力互补来进行(如技术上的匹配和交流),对能力互补活动的协调既不可能全部由一个企业承担,也不可能完全通过执行平衡供给和需求功能的市场来承担,而必须由企业之间的活动来承担。此后许多学者在理论上从多方面研究了企业的能力并形成了不同的概念和观点。Chandler(1990)给出了一种较广泛的定义:"组织能力是企业中被组织起来的集体物质设备和人的技能。这包括了许多操作单元——工厂、办公室、实验室中的物质设备,以及在这些单元中工作的职员的技术。"另一些学者,如 Leonard - Barton(1992),给出了企业能力的四个维度:(1)员工知识和技能;(2)物质技术体系(设备、软件、数据库、专家系统等);(3)管理系统(组织结构;规则、管理、决策程序;激励系统);(4)价值和规范。还有一些学者将企业能力称为"企业竞争力",另一些学者则称为"核心能力"(Prahalad,Hamel,1990),或者称为"动态能力"(Teece et al.,1997)。这些概念在本质上都强调了决定组织能力的因素的复杂属性,但是并没有从根本上区别资源和能力的不同。

Wernerfelt(1984)发表的《企业资源基础论》一文,使得更多的有关组织能力的学术研究被统一特指为"企业资源基础论"。尽管广泛的资源概念往往包括了能力和竞争力(Barney,1991)。

但是,区别资源和能力在理论和实践上是有益的,毕竟是资源的应用过程决定了它所产生的效力。因此,尽管许多学者在定义资源的时候往往把能力归入企业资源范畴,但同时他们又常常把能力与企业的其他资源加以区别,并在具体阐述其理论时将能力放在了与企业其他资源并列的地位上。例如,Miller 和 Shamsie(1996)把能力与企业其他资源加以区别概括为"系统化"的资源与"分离"的资源。关于资源和能力的描述性的区分,虽然一定程度上反映出了资源与能力之间的相对差异,但在基本属性上并没有完全界定出它们之间的本质不同,因此,这两者之间的关系还需要进行必要的研究。如果说资源论的研究对象主要是具有独立的静止状态特征的有形的或依附于有形实体以数据、图表、规则等形式的存在物的话,那么,能力论的研究对象则主要是企业内部动态的过程和行为。与资源(能够被评估的、并且能够与其他独立资产相隔绝的独立资产)不同,能力是复杂的和路径依赖的(Barney,1991)。实际上,Amit 和 Schoemaker(1993)已经对资源和能力进行了清晰的界定,企业资源定义为可以获得的要素存量,并被企业拥有或控制。通过利用广泛的企业其他资源和约束机制,例如技术、管理信息系统、激励系统、管理者和劳动者之间的信任等,资源可以被转化为最终产品或者服务。而能力则是指企业运用资源的本领(capability),通常是通过组织流程和资源组合一同达到最终目的。能力是以信息为基础的,是企业专用的有形和无形流程,通过资源之间复杂的互动而发展起来的。能力可以被看做是提高资源生产率的"中介物",也可被看做是其最终产品或服务的战略柔性和保护。能力不像资源,它是建立在企业人力资本的发展、传递和交换基础之上的,它只能在组织内部发展,不能通过要素市场获得(Teece et al. ,1997)。

随着能力理论越来越多地被引用来解释企业的战略和创新问题,在发展中逐渐形成了核心能力、吸收能力、动态能力等几种重要的观点。

2.2.2 核心能力理论

2.2.2.1 核心能力的内涵

1990 年,Prahalad 和 Hamel 在《哈佛商业评论》上发表了具有划时代意义的文章《企业的核心能力》(The core competence of the corporation),提出了核心能力的概念与思维,掀起了研究企业核心能力的高潮。Prahala 和 Hamel(1990)认为核心能力是组织中的积累性学识,特别是关于协调不同的生产技能和有机结合多种技术流派的学识;Teece(1997)等学者将核心能力定义为提供企业在特定经营中的竞争能力和优势基础的一组相异的技能、互补性资产和规则。埃里克森和米克尔森认为核心能力是组织资本和社会资本的有机结合,组织资本反映了协调和组织生产的技术方面,而社会资本显示了社会环境的重要性。Leonard - Barton(1992)认为核心能力是一个系统,包括员工的技能、知识、管理系统和价值观四种形式的技术竞争力。迈耶和阿特拜克强调竞争能力的技术方面,并将其区分为研究与开发能力、生产与制造能力和营销能力三大类(王永贵等,2003)。温特斯库德等人则把核心竞争能力分成技术能力、市场驱动能力和整合能力三大类(王永贵等,2003)。麦肯锡管理咨询公司认为核心能力是某一组织内部一系列的技能和知识的结合,它具有使一项或多项业务达到世界一流水平的能力。另外,还有人从知识的角度认为核心能力是一种方法性的初级知识,可以创造价值;从资产的角度认为核心能力是无形资产和智力资产中的关键部分,反映了企业的本质等等。

事实上,尽管上述界定多种多样,但从整体来看,构成核心竞争能力的关键要素无外乎技术能力、市场营销能力和整合能力这三大类。这种分类方法与赛利等人在 2000 年所倡导的方法十分一致(王永贵等,2003)。其中技术能力指企业开发与设计新产品和新流程的能力,以及以独特方式整合关于物质世界的知识的能力,包括技术诀窍、方法、程序、经验和实体设备等理论与实践知识以及企业的异质技术资产,主要与产品技术、过程技术、设计技术和信息技术有关;市场营销能力是建立在对顾客的现实需求和潜在需求及其影响因素的深刻理解的基础之上的,包括顾客需求、顾客通道和有关竞争对手的知识与能力等。在某种程度上,这种能力与组织的市场导向关系十分密切;整合能力,即把相互关联的、侧重于技术的和市场的能力、信息和观点整合起来的能力,以便在组织内部和外部创造、转移和组合知识,并快速有效地体现在产品当中。显然,这三种能力都对企业竞争绩效具有重要影响。

在关于核心能力的这些定义中,最为流行的是哈默和麦肯锡咨询公司的观点。他们的表述虽有不同,但其本质一样:一是具有核心能力的企业至少有一项业务达到世界一流水平;二是重视技术和技能及其相互整合。

2.2.2.2 核心能力的特征

尽管学术界对企业核心能力的内涵的理解存在诸多分歧,但他们都认为核心能力是企业获取竞争优势的源泉,是在企业资源积累的发展过程中建立起来的企业特有的能力,是企业的最重要的战略资产。一般来说,企业核心能力具有四个特征(Barney, 1991):顾客价值性、独特性、不可模仿性和延展性。

A 价值性

这是指核心能力可以帮助企业在创造价值和降低成本方面比竞争对手做得更好;有助于实现用户所看重的核心价值,是用户价值的来源。

B 独特性

如果一种能力或资源由众多企业所拥有,那么这种能力或资源就不能成为任何一家企业竞争优势的源泉。企业的核心能力应当使企业有别于竞争对手,具有独特性。

C 不可模仿性

由于核心能力是企业特定发展过程的产物,具有路径依赖性和不可还原性,因而其他企业很难模仿。一般来说,实物资源容易被模仿,而基于团队、文化和组织程序的能力则难以被模仿。

D 延展性

这是指企业能够从某种核心能力衍生出一系列产品与服务。

2.2.2.3 核心能力的主要观点

企业核心能力是一个内涵非常丰富、特征十分鲜明的概念,其表现形式复杂多样,不同的研究者从不同的角度可能得出不同的结论。但无论从哪个角度来研究,企业核心能力都是以企业在长期发展中积累的知识和资源为基础的一种协调整合能力,它通过使企业能在市场上获得持续的"租金"表现出来,能实现充分的顾客价值,是企业所特有的、不易被模仿的,能给企业带来巨大发展潜力的一种综合素质。这种素质不是一劳永逸的,随着环境的变化,必须不断创新和提高。

自20世纪90年代以来,企业核心能力理论的研究一直是企业管理理论研究的一个热点问题。国外学者对企业核心能力的研究成果大都来自对世界级成功企业的实证分析。国内对企业核心能力的研究最初主要是对国外研究成果的介绍,停留在泛泛谈论现实意义和重要性的阶段。90年代中期以后,有部分学者开始追踪国外研究成果,并在此基础上进行了一些深入的探讨,得出了一些颇有意义的结论。以下沿用国内学者王毅(2000)、赵勇(2003)等对不同的流派的划分方式,对核心能力的定义做一比较研究(表2-4)。

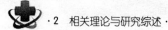

表2-4　核心能力理论的主要观点（王毅等,2000;赵勇,2003）

观　点	内　容	优　点	局限性
技术观 (Prahalad&Hamel,1990; Mayer&Utterback,1993)	不同技能与技术流的整合,企业竞争优势的源泉	强调能力整合,便于组织内外的良好交流与沟通	比较笼统,难以分解,层次性不强
知识观 (Barton,1992)	企业独具特色并为企业带来竞争优势的知识体系	强调能力的知识特性,具有明确的能力载体	难以定量和深入分析
组合观 (Prahalad,1993; Coombs,1996)	企业各种能力的组合,包括战略管理能力、核心制造能力、核心技术能力、核心营销能力、组织管理能力	强调能力的组合,以组合创新过程为基础,比较全面,对企业培育核心能力具有一定的指导性	如果能克服定量难的问题,将具有较大的可操作性
组织系统观 (Coombs,1996)	企业的技术能力以及将技术能力予以有机结合的组织能力	强调技术能力和组织内部管理能力	忽视组织的外部适应能力
资源观 (Christine Oliver,1997)	企业在获取并拥有异质性资源方面的独特能力	强调异质性资源对企业的独特作用	对资源的整合利用等方面强调不够,不易分解、可操作性差
网络观 (Kesler&Jones,1998)	各种技能及其相互关系所构成的网络	强调技能及其能之间的相互关系,具有可分解性	过分强调技能,对组织文化因素考虑不够
层次系统观 (王毅等,2000)	核心能力存在于企业所涉及的各个层次,由能力元和能力架构组成的,能使企业获得持续竞争优势的、动态发展的知识系统	具有全面性、动态性、系统性和层次性	过于复杂,操作性差

A 基于技术和创新观的核心能力

Prahalad 和 Hamel(1990)是从技术和产品创新观的视角研究核心能力的代表。他们认为核心能力是组织中积累性的学识,特别是关于如何协调不同的生产技能和有机结合多种技术流派的学识。他们从技术与产品创新的角度提出并研究了核心能力的思想,认为企业核心能力的积累过程伴随于企业的核心产品、核心技术的发展过程中,核心能力是通过长期的学习和积累才建立的具有企业特定性的专长。Mayer 和 Utterback(1993)也是基于技术观和技术创新过程分析企业核心能力的典型代表。他们把企业核心能力分解为四个维度:产品技术能力、对用户需求理解能力、分销渠道能力和制造能力。他们还发现企业核心能力和市场绩效之间存在因果关系,并且企业所面临的市场竞争状况对其因果关系产生影响。

B 基于知识观的核心能力

该流派主要从知识能否为外部获得或模仿的角度来定义企业核心能力,认为企业核心能力是具有企业特性的、不易外泄的企业专有知识和信息;认为核心能力的基础是知识,学习是核心能力提高的重要途径,而学习能力是核心能力的核心。Leondard - Barton(1992)是基于知识观研究核心能力的代表,他认为核心能力是使企业独具特色并为企业带来竞争优势的知识体系,包括四个维度:技巧和知识基、技术系统、管理系统、价值观系统,这四个维度之间存在较强的相互作用。他还认为,核心能力构成了企业的竞争优势,它随时间积累而不易为其他企业所模仿。因此,企业为实现持续自主创新,必须以核心能力的持续积累为条件。

C 基于资源观的核心能力

Christine Oliver(1997)是资源观的研究代表,强调资源和能力对企业获取高额利润回报率和持续市场竞争优势的作用。从资源的类型看,构成核心能力的资源具有稀缺性、独一无二性、持续性、专用性、不可模仿性、非交易性、无形性、非替代性等特征,企业只有拥有了这样的资源,才能在同行业中拥有独特的地位,这种地位就来自其在资源识别、积累、储存和激活过程中独特的能力。基于资源观的考察,可以认为核心能力是企业在获取并拥有这些特殊资源的独特的能力。

D 基于组织和系统观的核心能力

组织与系统观认为,核心能力是提供企业在特定经营中的竞争能力和竞争优势基础的多方面技能、互补性资产和运行机制的有机融合,体现在这种组织中的核心内涵是企业所专有的知识体系,正是企业的专有知识使核心能力表现得独一无二、与众不同和难以模仿。Coombs(1996)认为企业核心能力包括企业的技术能力以及将技术能力予以有效结合的组织能力。因此,企业核心能力既具有技术特性,又具有组织特性,它包括企业的技术专长(包括产品和工艺在内)和有效配置这些专长的组织能力。

2.2.2.4 技术能力和市场能力

技术能力的最早期论述始于 20 世纪 60 年代,当时提出了"知识积累"、"技术进步是学习的结果"、"干中学"等思想,这为以后技术能力的研究提供了初步的理论基础。德赛(1984)是首先从企业角度研究技术能力的学者之一,他把技术能力定义为企业购买技术的能力、操作运行的能力、复制和扩展的能力和创新的能力(魏江,2000)。德赛的技术能力定义具有层次性和全面性的特点,他明确地把技术能力概括为从技术购买、使用、模仿到创新四个层次。另一个较早提出企业技术能力概念的是卡茨(Katz,1984),他认为技术能力就是企业采用国外技术并使之适应本地环境逐渐建立起来的技术诀窍的存量。卡茨的概念明确地把技术能力定义为技术诀窍,这一概念与现在强调的技术能力和核心能力的本质是企业的技术知识相呼应,对后来研究有启示意义

(魏江,2000)。

　　巴顿(1991)是最早提出核心技术能力的学者之一。他在探讨企业核心能力时,提出了核心技术能力的概念,他认为技术能力包括以下四个方面的内容:职工知识和技能系统、物质技术系统、管理系统、企业的价值和思想体系。其中前两者是动态的知识库,随时间延续而不断"吐故纳新",实现知识的动态积累;后两者是知识控制系统和生成机制,如管理系统通过建立有效的教育系统、奖励系统和激励系统,以指导和监督企业人员知识的不断更新和积累。实际上,巴顿的思想是普拉哈拉德和哈默尔(1990)的核心能力思想的发展,他从技术的角度和知识的角度探讨企业技术能力的核心,可以说,技术能力思想继卡茨提出技术能力是企业的"技术诀窍"后的又一次突破,即开始把企业技术能力定位在企业的知识、价值观的深度上。魏江(1997)将技术能力定义为支持技术创新实现、附着在内部人员、设备、信息和组织中所有内生化知识存量的总和。这一研究指出了技术能力的知识本质,为技术能力的研究提供了新视角。Lall(2000)、Figueirdo(2002)等均指出技术能力是一个组织为取得不同层次的技术变化而需要的技能、知识和经验,技术能力的积累需要通过学习不断获得。可以看出,知识观的技术能力研究已不再局限于企业对技术的运作层次,开始把技术能力定位于企业知识的深度(刘锦,2004)。表2-5整理了一些主要的技术能力的定义。

表2-5　组织技术能力研究的主要观点(刘锦,2004)

年份	作者	观　点
1982	Dore	技术能力是技术搜寻能力、学习能力和创造能力的综合
1984	世界银行	技术能力是生产能力、投资能力和创新能力的综合
1984	Desai	技术能力是购买技术的能力、适应和修改技术的能力,包括创造全新技术的能力、自主发展和改造已有技术的能力
1989	UNIDO	技术能力包括人员培训能力、开展基础研究的能力、检测设备的能力、获取和适应技术的能力、提供信息支持和网络化的能力

续表2-5

年份	作者	观　　点
1991	Barton	技术能力体现为人员技能系统、物质系统、管理系统和思想价值系统
1997	魏江	技术能力是附着在人员、组织、信息和设备的知识总和
1999	潘惠	技术能力包括技术检测能力、引进能力、消化吸收能力和创新能力
2000	Andrea	技术能力可从宽度和深度两个纬度考察
2002	Ionara	技术能力是职能能力和元能力的综合。职能能力主要是运作、改进和产生产品或过程技术;元能力包括企业的学习能力、相互作用能力和交互能力

从表2-5可以看出,技术能力的研究主要集中在三个方面:一是从职能的角度,根据企业的价值链分解技术能力,着重于研究企业内部技术能力的结构和评价体系。如Dore和世界银行的研究等。二是从技术能力提升的过程角度,着重于解剖企业技术能力过程机理。如Desai的研究等。三是对技术能力本原的研究。大量研究从知识观的角度探讨组织技术能力的本质、内涵和作用机理等。如魏江(1997)、Ionara(2002)等的研究。

李龙一(2001)认为技术能力是企业开发和应用新技术的能力,是通过获得、选择、应用、改进技术以及长期的技术学习过程培育、建立的,它包括四个方面:生产能力、吸收能力、创新能力和技术管理能力。生产能力是指生产系统的效率和产品、工艺的技术水平;吸收能力是指企业获得、存储、学习和转化新技术、新知识的能力;创新能力是指产品的设计、开发和二次创新能力;技术管理能力是指创新过程的组织与管理。从技术能力提高的角度看,技术能力的发展基本经历一个从技术引进、消化吸收到自主创新的过程(魏江,2000)。

需要指出的是技术能力与技术创新能力存在着区别和联系:技术能力是企业技术创新能力的基础,技术创新能力是企业技术能力的集中体现,企业在技术能力的基础上形成、提高技术创新能力,技术能力的内涵和外延要比技术创新能力宽泛一些。诚然,这两者也存在互动关系,这是目前的一般认识。从目前国内外创新研究的趋势来看,技术能力和技术创新能力融为一体,不予以严格的学术定义。

市场能力首先是一种能力,Day(1994)将一个具有市场导向组织的能力分为由外而内的能力(outside - in processes)、由内而外的能力(inside - out processes)、内外结合的能力(spanning processes)三种能力。由外而内的能力能够联结企业其他能力与外部环境,从而使企业比竞争者更快、更准确地预测市场需求的变化,并且通过与顾客、供应商、渠道成员等方面建立稳定的关系而满足这种需求的变化。由内而外的能力主要集中在企业的内部资源和能力,这些能力并不提供价值,它们的价值体现在为市场需求、竞争挑战以及为外部机会提供支持而创造市场竞争优势的过程中。内外结合的能力则可以通过一系列的行动过程有机联结由内向外的能力和由外向内的能力,内外联结的过程一方面要理解外部的市场需求,另一方面要通过由内向外的能力满足这些需求。这些横向过程的管理与传统等级组织中的垂直的职能管理有很大的不同,管理好这些过程可以使内外联结能力成为竞争对手难以复制的独特能力。把内外能力整合在一起,是有效营销所必需的。市场能力使企业内部能力与外部市场环境得到联结,成为其他内部能力实现价值的桥梁。如财务能力、成本控制能力、技术开发能力、后勤整合能力、人力资源管理能力等这些能力本身并不提供价值,它们的价值体现在市场需求、竞争挑战以及外部机会提供支持而创造市场竞争优势的过程中。

市场能力是企业通过有效而快速的流程和活动来配置组织资源以满足顾客需要的潜能,反映了生成和整合市场信息(顾客和竞争对手)的能力,是通过边做边学而对人员和营销资源进行协调的复杂模式,是企业营销实践的累积性结果,具体包括市场研究、管理营销渠道和顾客关系、识别并对竞争对手行动做出快速反应、顾客知识与顾客获取等能力(韩顺平,王永贵,2006)。市场能力自上而下由三个层次构成(胡南生,罗青军,2004):(1)最上层的企业营销文化决定着企业在营销活动中的导向与态度。营销文化是根植于企业最深处的关于市场的认识,它强烈影响企业对于市场变化的认识及采取的行动,包括经营导向与企业在市场上的态度两方面。不同营销文化对于营销有不同的认识,这种认识往往潜存于企业重要员工或领导的头脑中,具有很强的内隐性。其他企业只能从其活动或结果中进行学习或模仿。而由于因果关系的模糊性,这种模仿与学习很难取得效果,它是有效的竞争优势的阻隔机制。(2)在营销文化的导向作用与企业态度基础上,企业才形成营销活动的具体战略。这个过程的核心是如何为企业营销战略作定位决策,为此首先要进行市场细分、选择目标市场、产品定位。这个过程本身具有不同的特点。最初进行市场细分、产品定位的决策因素主要是产品质量、价格等因素,如Schlie(1985)认为,可以通过较低的价格、优良的产品质量(如高可靠性、高性能)、更好的服务、有吸引力的形象、与顾客的长期关系等因素实现差异化。企业可以将这些因素作为标准建立自己独特的地位。(3)第三个层次是执行营销战略所需要的能力及技巧。在这个层次上,企业关心的是为实现所需要的竞争地位而采用特殊的营销运作、策略以及活动。

市场能力是企业能力的核心组成部分,企业中的各种力量在某种意义上说都是为实现营销目标而努力的。市场能力使企业在为顾客创造价值的同时为企业创造财富。因此有学者(Song,2005)将市场能力这种作用表述为企业能力的物化和外显,这也从另一个侧面说明了市场能力在企业与外部环境交换过程中所起的重要作用。

2.2.3 吸收能力理论

几十年来,吸收能力概念已被学者们所普遍接受并得到了广泛应用(Zahra & George,2002),关于组织吸收能力的定义目前主要有四种:第一种是Cohen和Levinthal(1990)提出的,他们认为,组织的吸收能力是企业评价、同化和运用新知识于商业化目的的能力。Mowery 和 Oxley(1995)提出了第二种吸收能力的定义,他们指出,吸收能力是一组应用范围较广的技能,它们主要用来处理从企业外部转移来的新技术中隐含的各种知识并使其适合于企业的应用。Kim(1998)提出了吸收能力的第三种定义,他认为吸收能力是组织学习和解决问题的技能。Zahra 和 George(2002)认为,以上三种定义的一致之处在于,都认同吸收能力是一个多维结构,涉及到评价、同化和运用知识的能力(Cohen & Levinthal,1990),或者是知识基和人们的各种主动行为的结合(Kim,1998)。通过对以上三种定义的研究和分析,他们认为,这三种定义虽然都集中于一定的范围,但在企业知识运作的主要方式上存在差异,并且各自所强调的维度也有所不同。由此,他们提出了关于吸收能力的第四种定义:吸收能力体现了组织的一系列过程和惯例,通过对它们的具体应用,企业获取知识、同化知识、转换知识和利用知识从而产生动态的组织能力;潜在的知识吸收能力和现实的知识吸收能力是组织吸收能力的两个重要组成部分。Zahra 和 George(2002)推进了组织吸收能力的概念、维度和模型的研究,为潜在的和现实的知识吸收能力与企业的多种产出联系在一起研究提供了较大的便利。按照 Zahra 和 George(2002)关于吸收能力的定义,组织的吸收能力包含潜在的知识吸收能力和现实的知识吸收能力两个子集。这两种吸收能力具有各自的独立性,但相互之间存在着互补的关系并共存于组织之中。比如,如果企业获取、同化了那些有价值的新知识而且还能够及时地把它们转换到企业的生产系统之中加以利用,那么这些新知识就能够真正为企业带来利润。因此,企业单独拥有较高的潜在吸收能力或现实吸收能力并不一定就能够提高企业的绩效,只有将这两种吸收能力形成一定的结构并整合到企业的生产系统之中才会最终改善企业的绩效。

在影响吸收能力的因素方面,Cohen(1990)认为吸收能力是作为研发投资的副产品产生的,研发投资的大小和企业以往知识的积累是决定吸收能力的主要因素,并用实证的方法验证了投资水平与吸收能力的正相关关系。企业对研发的重视程度以及研发人员在企业中的比重与吸收能力呈正相关关系。另外,行业特征也对企业吸收能力有影响,一般而言,高科技行业的企业的吸收能力高于传统行业。此外,我国学者张龙、刘洪也简单总结了国外学者关于吸收能力的影响因素及其表现形式,见表2-6。

表2-6　影响吸收能力的主要因素(张龙,刘洪,2003)

影响因素	表现形式	相关研究
个人能力	对知识的识别和转移能力;扩展现有知识的能力	Cohen&Levinthal,1990;Jones & Graven,2001
知识基础	过去积累的知识水平;现有的技术水平	Cohen&Levinthal,1990;Kim,1998;Gann,2001
努力程度	研发支出;专利数;劳动生产率水平	Cohen&Levinthal,1990;George et al.,2001;Jones&Graven,2001
整合能力	组织各种能力的配置水平	Van den Bosch & Volberda,1999;Zahra&George,2002
其　他	组织文化,组织内外沟通的特征,协作与反馈机制,信息与通信技术的使用,教育和培训等	Cohen&Levinthal,1990;Van den Bosch&Volberda,1999;Gann,2001

2.2.4　动态能力理论

进入知识经济时代,市场变化和技术变化迅速改变了整个产业结构,环境变化迫使企业对现有能力不断提升,同时,企业重构能力和寻求能力配置的新方式,进一步导致竞争的动态性。因此,能力更新和升级构成了产业动态性的驱动因素。新的产业和技术环境促使能力理论进一步发展为动态能力理论。

关于动态能力的内涵,该理论的提出者 Teece(1994)等认为动态能力是"整合、构建和重置组织内外部能力,以适应快速的环境变化"的能力。动态能力理论强调了以前的战略管理理论所忽略的两个关键方面:第一,"动态"是指不断更新自身以适应不断变化的战略环境;第二,"能力"则强调战略管理的适应性调整、整合、重置组织架构、组织资源和职能,使之跟上环境变化的技能。

可见,动态能力是一种组织保持或改变其作为竞争优势基础的能力(Teece,Pisano & Shuen,1997)。这种能力具有极大的灵活性和可变性,与传统核心能力理论隐含的刚性存在显著差别,反映了特定环境下的能力扩展和延续问题。

Teece 等认为动态能力包括三个关键要素:组织流程、资源位置和发展路径,如图 2-7 所示。

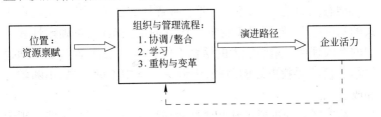

图 2-7　组织动态能力发展过程(Teece,Pisano,Shuen,1997)

Teece(1997)等学者认为,具有有限动态能力的组织,不能培养竞争优势并使竞争优势的来源适应实践的发展,组织最终会失去其生存的基础。而具备很强动态能力的组织,能够使他们的资源和能力随时间变化而改变,并且能利用新的市场机会来创造竞争优势的新源泉。动态能力理论认为组织的竞争优势来自组织内部的一套高绩效的规则,这种规则由组织管理过程和资源状况决定,而路径依赖和技术机遇则为组织能力的发展提供了外在的平台。

与资源基础理论、核心能力理论相比,动态能力理论也强调了组织的竞争优势来源于组织内部所具有的独特的资源或能力。所不同的是,在资源基础理论和核心能力理论中,这种资源或能力具有相对"黏性",在短期内不易发生变化。而动态能力则具有发展的含义,其决定因素之一的资源状况包括了如市场资产之类的外部资源,路径依赖和技术机遇则强调了外部环境的动态变

化。因此,动态能力不但是变化的,而且随着环境的变化而不断
变化。

动态能力理论认为,组织只有通过其动态能力的不断创新,
才能获得持久的竞争优势。动态能力理论的战略逻辑是在外部
环境分析的基础上,识别和定义新机遇,并生成相应的战略,选择
暂时的、不连续的伙伴来实施特定战略,通过竞争与合作去寻找
新的创新机遇。可见,动态能力理论通过有效管理与合作者的关
系,增强自身的伸缩幅度和灵活水平,依赖不断创新来保持组织
在超级竞争环境下继续发展。

动态能力建立在演化经济学所解释的创新、变革、非均衡模
式的基础之上,强调现实竞争中信息的不完全性、不确定性和人
们的有限理性。组织能力的培育不仅是内在化的,而且是要通过
"摸索过程"寻找更好的路径,强调在过程中不断反思、不断学习
和改进。

动态能力理论通过其开放性而获得灵活性,减少了能力理论
中的刚性特质。从本质上分析,动态能力表现出一种动态的非均
衡状态。在一个变化无常的超级竞争环境中,能力持续不断的培
养、开发、运用、维护和扬弃,这正是动态能力本质之所在——通
过不断地创新而获得竞争优势,从而从整体上体现出组织的持久
竞争优势。因此,在一定意义上来说,动态能力体现为一种变动
的、灵活的能力,是一种可调整的能力。

2.3 联盟控制理论

由于战略联盟中的各方是相互独立的经济实体,因此各方难
免为了自身利益而产生机会主义行为倾向。联盟控制就是指合
作成员通过契约、合作结构安排以及其他方式,影响和约束合作
伙伴的行为,最终实现合作目标的过程。进行联盟知识共享过程
控制,对于合作目标的实现就显得非常重要。本节主要介绍联盟
控制研究的必要性、联盟控制形成的理论基础、联盟控制的主要

目标、联盟控制的分类等方面的研究。

2.3.1 联盟控制研究的必要性

首先,与整合的组织相比,联盟更有可能受到来自于某个联盟伙伴投机行为的损害。这种投机行为可能表现为不履行事先约定的义务,剽窃合作伙伴的专有技术和特长,在合作中恶意地隐瞒或扭曲信息等。联盟当中是否出现投机行为,以及投机行为的程度,取决于许多因素,例如未来合作的预期(Parkhel,1993)、伙伴的声望(Dyer and Singh,1998),合作的持续时间与发展阶段(Jap et al.,2000)和联盟所处的制度环境等。当联盟成员发现投机行为能够比合作更符合其利益时,投机行为就可能发生。针对联盟中可能的投机风险,恰当设计联盟控制机制能够有效降低战略联盟中投机行为发生的概率,从而保证联盟的成功。

其次,由于没有一个正式权力中心约束每个联盟成员未来可能采取的行为,联盟在结构上可能是不稳定的。如果联盟的一方仅仅试图通过短期的合作获得对方的资源,包括隐性知识、技术等,随后与其他的企业进行合作或是独立经营,那么由于目前知识已经成为决定竞争成败的关键因素,联盟的另一方就有可能面临丧失自身竞争优势的风险。这就要求企业必须在联盟中建立一套良好的控制方式,对联盟伙伴的行为进行监督和制约。

最后,单一控制(unified control)是整合企业的优势来源,然而更加富有柔性则是战略联盟的独特优势。企业加入一个战略联盟,就必须权衡由联盟所导致的单一控制能力的削弱,以及组织柔性方面的改善这两方面的变化。在这一前提下,联盟控制方式和控制重点的选择,就成为了企业在联盟中避免控制能力下降,同时最大限度实现组织柔性的关键。

综合以上分析,有效的联盟控制对于联盟的成败有着非常重要的影响。同时,联盟控制与整合企业以及市场交易中的控制相比具有显著的特殊性,加强联盟控制方面的研究,就具备了很强的实际意义。

2.3.2 联盟控制的理论基础

2.3.2.1 基于交易成本理论的联盟控制

Williamson 提出的交易成本理论所关注的核心问题是：针对性质不同的各种交易，选择和设计成本不同的治理结构，以实现尽可能高的交易效率，而效率高低的判断标准是能否尽可能地降低交易成本（Dyer & Singh,1998）。Williamson 认为存在三种不同的交易治理形式：市场、层级和"混合类型治理方式"。结合交易成本和法学理论，Williamson 进一步指出了三种形态的交易治理方式都是以一定的契约法作为基础的，例如古典的契约法是市场治理的基础，层级控制则是以劳动契约为基础的，而新古典契约则是混合治理的基础。在不同治理方式的选择方面，Williamson 强调了外部环境的变动和交易所涉及的专用性投资水平的影响。

许多学者将联盟与合作看成是一个存在专用性投资的交易行为，运用交易成本理论分析联盟控制问题，提出通过各种方式控制合作者的机会主义行为，强化对他们遵守联盟协议的激励，最终降低联盟的成本，提高效率。对于联盟中的控制问题，交易成本经济学主要关注的是"正式规则"方面的控制，包括建立尽可能完备的契约和激励机制，利用对方自利的心理，提高其个体利益与联盟利益的一致性，保证对方能够对联盟进行充分的投入，降低其实施机会主义的可能性，提高联盟的绩效。但是在联盟中契约控制只是联盟控制的手段之一，其应用的条件和作用受到很多因素的影响，他们忽视了信任控制对于联盟风险管理和绩效的影响。

2.3.2.2 基于社会交易理论的联盟控制研究

交易成本理论将联盟各方看成存在机会主义倾向的经济人，同时联盟是一个单次的交易行为，因此控制机制是一个静态的结构问题。这些特征使得该理论很难分析契约控制以外的其他控制方式以及重复交易的控制问题，而且也无法涉及到控制方式的演化。有的学者试图从社会交易的观点出发分析联盟的控制问题,以弥补交易成本理论的不足。

社会交易理论认为交易以及各种形式的合作不仅是一个经济问题,而且还具有社会维度,交易的价值不仅仅存在于交易本身。Murakami 和 Rohlen 进一步指出在交易不具有人格特征的前提下,关系的价值被忽略了(谢恩,2004)。事实上,不仅仅是交易所产生的剩余影响了交易各方的效用,交易与合作的过程本身对于交易的价值也是至关重要的。Nooteboom(1997)认为在相同条件下,人们更倾向于交易各方在信任的基础上进行交易。社会交易理论的观点被应用到联盟控制的研究中,强调了以共享的信念,道德体系为基础的隐性责任(Commitment)的重要性。

交易成本理论所涵盖的控制方式是以第三方力量(如法律等)为基础的,然而现实中联盟所采用的控制方式,如关系契约和不完全契约则是以信任为基础的。联盟中信任的作用体现在降低交易成本、引导合作行为(Madhok,1995)以及冲突的有效解决(Ring,Van de Ven,1994)等方面。信任的存在与发展对于联盟的控制有很大的影响。许多学者对基于信任的控制方式的特点进行了探讨,Ring 和 Van de Ven(1994)指出只有在联盟中存在较高的信任水平时才能够采用关系契约。Dyer 和 Singh(1998)则指出,与以古典契约为基础的正式保障体制相比,以信任为基础的非正式的保障体系同样是有效的控制方式。还有的学者从社会学和法学的角度指出基于信任的非正式的社会控制方式能够补充并最终替代正式的联盟控制方式,特别是对于较为复杂的,涉及高水平的关系专用性投资的交易,基于信任的控制方式具有更强的有效性。

2.3.3 联盟控制的主要目标

2.3.3.1 防范投机行为

早期联盟控制问题的研究受到了交易成本经济学的影响,该理论认为战略联盟的实质是一个涉及了较高专用性投资的单次交易,这一特征使得联盟中存在着很高的投机行为发生的可能,联盟的成员由此承担了相当大的风险。基于这一分析,有些学者认为联盟控制的目标就是通过一系列的手段防范投机行为的发生,最终降低交易成本。Dyer(1997)将联盟控制与防范机制看成是同义语,Nooteboom(1997)则指出早期的联盟控制更加关注由各方目标不同所导致的风险,同时他还将联盟的控制与联盟的管理相区别,认为控制等同于监督,而管理则具有更多的激励成分。正是由于这一流派强调控制方式与投机风险之间的关系,因此在具体的控制方式的选择方面,侧重于契约控制、监督机制以及共同投入高专用性的资产而形成的互锁机制。

2.3.3.2　降低协调成本

从更广泛的意义上说,联盟控制的作用在于确保联盟目标的实现。从联盟本身分析,除了专用性投资诱发的投机行为可能导致联盟失败以外,不同成员在合作过程中由组织文化、知识基础、战略、组织结构、内部流程等方面的差异所导致合作过程中的协调成本,也是阻碍联盟达成目标的重要因素。Pilling 和 Zhang(1992)指出辨识影响组织间合作的协调成本的因素是保障合作业绩的关键。

随着近年来联盟相关研究的深入,人们越来越重视协调成本在联盟控制中的重要意义。许多学者开始从降低协调成本的角度来分析联盟的控制问题。Artz 和 Brush(2000)分析了特定的控制方式对协调成本的影响以及存在的影响因素。Gulati(1998)指出了联盟中的层级控制是降低协调成本的有效手段。White 和 Lui(2000)通过实证的方法证明了合作关系中交易成本和协作成本是同时存在的,因而有效降低协作成本也是联盟控制的重要目标。

基于降低协调成本的联盟控制的观点更加关注信任、关系契约、沟通机制、信息管理机制以及整合的冲突解决方法等具体的联盟控制方式。

2.3.3.3 最大化价值创造

以上两种关于联盟控制的不同观点虽然在控制目标上有所不同,但也存在着一个共同点,即认为联盟的成败只取决于对风险或成本的有效控制,而合作本身所具备的创造价值的潜在能力转化为实际的过程,即价值创造活动本身是不需要有效的管理和控制的。这一看法在相关研究越来越重视价值创造的趋势中受到了质疑,有的学者指出,联盟以及其他形式的合作关系本身以及所采用的控制方式在交易成本的框架内往往是没有效率的,然而正是由于能够有效地创造价值,联盟才成为一种重要的组织形态,交易价值最大,而不是交易成本最小,才是联盟控制的根本目标。

Dyer(1997)在系统地分析了联盟中价值创造的基本途径之后,分析了治理形态(控制方式)对于价值创造有着重要的影响。还有的学者针对具体的价值活动讨论了相应的控制方式,Inkpen(1997)指出合资企业对于组织学习有促进作用,整合的冲突解决机制对于合作创新有重要作用,Kumar(1998)通过实证研究证明了合作伙伴形成的相互拥有对方董事会席位的合作方式将提高信息交流的有效性。基于价值创造的联盟控制观点强调了各方有效的合作共同创造价值的重要性,因此在具体的控制方式研究方面侧重于对信任的控制功能、关系契约等进行讨论。

2.3.4 联盟控制的分类

2.3.4.1 联盟控制的主要分类

关于联盟控制,比较常见的是交易成本经济学的分类方式,以 Williamson 为代表的学者将控制划分为法律的安排和私人的安排,前一种方式主要是采用契约和监控的方式,可以称为契约控制,后一种方式主要是采用声誉等激励机制的方式。Eisenhardt

(1996)根据控制的基本特征,将联盟控制划分为两种类型:内在的基于价值的控制和外在的基于措施的控制。前一种控制依赖于建立组织标准、价值、文化和内在的目标来鼓励期望的行为和产出,也就是说用来减少组织成员目标的不一致性和偏好的多样性,使受控者实现自我控制,因此这种方式又称为信任控制。后一种控制强调建立和利用"正式规则"、程序和政策来监控和激励期望的行为,因此也称为契约控制。所谓契约控制是指合作者以双方达成的协议为主要控制依据,通过对产出和结果进行监测,制定相应的制度和规则,来激励合作者以好的意图和标准来合作,并惩罚机会主义行为和其他不利于联盟发展的行为。契约控制既包括事前的规则、制度的制定,通过建立适当的激励制度,改变成员的利益函数,从而达到防患于未然的目的,又包括通过事后的结果测度,并根据相应的规则和制度或双方的合理预期来奖励或惩罚合作者的行为,并决定下一步的合作方式和规则。契约不仅包括条文化的正式的具有法律效力的规定,也可能包括双方高效的、非正式的"握手"(Park,1996),或者是心理契约,即双方事先约定好的内隐的、没说出来的各自对对方所怀有的各种期望,其中一些期望在意识上清楚些,而另一些期望在意识上则比较模糊,如长期承诺方面的期望等。契约控制可以用于所有的虚拟联盟。

2.3.4.2 契约控制和关系控制

尽管存在多种不同的联盟控制机制,但根据本书研究问题的需要,我们在 Dyer(1997)研究的基础上,主要关注基于契约的正式控制和基于信任的关系控制。原因在于:契约控制反映了正式控制的核心内容;而对于非正式控制机制而言,尽管还存在其他不同类型,但这些非正式控制机制都与信任之间存在密切的联系,信任是其他非正式控制手段的基础。

A 契约控制

在联盟中,正式的契约是控制合作伙伴行为的重要手段。这些契约中详细地规定了合作各方的责任和义务,同时也给予了合作伙伴在对方实施投机行为时依靠第三方力量(法律、国家的力量)保护自身利益的权力(Dyer,1997)。具体而言有两种类型的市场契约被用于合作关系的控制,一是古典契约(classic contract),这类契约的特点是非常清楚地界定了合作各方的权利和义务,适合合作内容比较简单,环境不确定性比较低,不涉及高水平的专用性投资的交易与合作。随着资产专用性的提高以及环境的不确定性的增加,制定一份详细规定每个合作成员责权并考虑环境变化的契约的难度越来越大,新古典契约(new-classic contract)就成为一种新的合作控制手段。新古典契约适用于相互依赖的程度有所增加,但仍然保持独立的企业间的合作关系,其特点是强调了环境变化时交易各方应该采取的行动,增加了合作安排的柔性和适应性。契约控制的主要契约基础是古典和新古典契约(谢恩,2004)。

B 关系控制

基于契约的控制强调了交易(包括联盟)的经济属性以及交易者的投机主义倾向。但是联盟同样具有明确的社会交易维度,合作中也可能产生和发展交易或合作方之间的相互信任。不同学者从经济学和社会学的观点出发,指出"私人秩序"(private order),以及"信任/嵌套关系"(trust/embeddedness)是合作中实现控制目标的另一种途径。Dyer指出"自我加强"(self-enforcing)是这一类控制方式最主要的特点,即控制方式的实施不需要第三方力量的介入。基于社会学、法学的观点认为,非正式的自我加强控制机制不仅仅补充了契约的控制方式,甚至将最终取代契约控制(Dyer,1997)。许多学者认为,这类控制方式更加适合内容较为复杂的交易与联盟。

基于关系的联盟控制的基础是信任。其实质是并不在事前制定的合作契约中列举出针对合作中所有可能出现的情况的条款,而是共同制定针对合作中可能出现的各种情况,对诸如在价格、产品质量以及生产进度等方面的调整进行再谈判的具体方式和程序。基于信任的联盟控制具有如下特点:第一,增加合作专用性投资。专用性投资是指合作者为维护合作关系而投入相应的资源、努力和注意力,这些投资具有不可转移或转移成本很高的特点;当合作关系终止时,这些投资将难以用于其他用途。第二,自觉满足对方的需要。当合作者信任其合作伙伴时,它会根据对方的意见或建议甚至是对方的实际需要情况,自觉地调整自身的战略和行为,以满足对方的意愿。第三,建立坦率而开放的沟通关系。沟通的开放性意味着相互信任的各方通过正式或非正式的渠道保持信息的及时共享,并对计划、项目、期望、目标、动机和评价标准等重要事项进行相互披露,以保持对合作伙伴各方面情况的全面、及时地掌握。第四,共同协作解决问题,通过契约控制的联盟合作关系中双方只是按照合同规定的条款完成相关责任就可以了,在由信任控制的联盟合作中,双方更多的是将对方看成是一个团队的成员,共同解决合作中遇到的各类问题。在相互信任的情况下,合作各方更倾向于从整体利益的角度出发,克制自利的欺骗性行为,并会在力所能及的情况下维护合作关系的健康发展,因此合作者会降低使用硬性约束条款或监测、督察以及行为限制的程度。

2.4 对相关研究的评述

前面的研究综述表明,由于理论的出发点不同,关注的焦点不同,因而对联盟知识共享、实现组织能力提升及绩效改善的研究和理解也就不同。

2.4.1 组织学习理论对能力的构建和联盟知识共享中的风险关注不够

组织学习理论将知识视为企业竞争优势的唯一源泉,将学习作为企业获取知识的途径。组织学习理论关注引发或妨碍组织学习和创造的因素,该理论的重要意义在于通过学习可以使企业获得对内外部环境的认知,更好地适应环境的变化,培养企业的竞争优势,它更多地关注学习的形式和类型,而没有将这种学习与环境的变化很好地联系起来,没有充分挖掘和利用组织学习机制的作用。尽管组织学习理论将研究的视角深入到战略联盟和合作企业的知识创造研究当中,但是没有对联盟中知识创造效果提供最有效、最有说服力的解释,并且对联盟知识共享中存在的机会主义行为关注不够。

2.4.2　基于能力的理论对能力的外部来源关注不够

基于能力的理论认为具有动态特征的能力是形成企业竞争优势的来源。该理论的重要意义在于区分清楚企业的哪些能力是创造竞争优势的,并就开发和利用这些能力的方式进行探讨。其局限性在于:(1)该理论的前提假设条件是企业的外部环境是相对稳定的;(2)该理论专注于企业内部能力的挖掘,而较少关注企业能力与环境的关系,缺乏将企业能力与环境联系起来的思维。因此,该理论不能很好地解释企业在外部环境剧烈变动的条件下如何创造自身竞争优势以适应环境的变化。

2.4.3　联盟控制理论缺乏对联盟知识共享过程控制的研究

联盟控制理论强调控制可以防范机会主义行为,降低协调成本,并有利于企业价值创造。由于显性知识和隐性知识的共享方式不同,因此共享过程中的风险也不同。但是联盟控制理论缺少对联盟知识共享过程控制的更深入的研究,缺少针对知识的不同类型设计出适当的控制方式。知识共享需要双方人员的密切交流,新知识的产生往往需要彼此分享对方的知识。在通过知识共享提高组织能力的过程中更容易产生机会主义行为,因此更需要加强对联盟知识共享实现组织能力提升过程的控制。

2.5 本章小结

　　本章首先对组织学习、组织能力和联盟控制的基本理论和已有研究进行了较为深入的分析和总结,在此基础上结合本书研究的主要问题分析了现有理论研究的不足,从而为下一步的研究奠定了理论基础。

3 概念模型与研究假设

围绕本书所研究的主要问题,并在对相关理论进行分析的基础上,我们通过将组织学习理论与组织能力理论相结合来提出本书的研究模型。我们认为,联盟知识共享对不同层级医院技术能力和市场能力的影响不同,并且不同的联盟控制方式对于知识共享与不同层级医院技术能力/市场能力之间关系的影响不同。通过理论分析和逻辑推理,本章将详细阐述上述因素之间的假设关系,逐步对医院如何根据自身的资源状况来选择合理的能力发展途径等问题进行阐述。

3.1 基 本 要 素

3.1.1 知识共享

知识是指在实践基础上对信息进行加工处理得出的系统化的概念、规律和经验,它可以存在于个体或集体组织(collective organization)内(Spender,1996)。可重复使用、可共享、边际报酬递增等特征使知识成为组织经营生产的一种重要的资源。那么如何获取知识呢? 知识共享受到国内外学者们越来越多的关注,相关研究逐渐成为知识管理研究中的一个重点。根据《知识管理评论》(Knowledge Management Review)于 2001 年 11 月份的调查,在知识管理面临的 10 大挑战中,知识共享排在第二位(KM review,2001)。这不仅说明了知识共享研究的重要性,同时也说明了知识共享的研究难度很大。

国内外很多学者从不同的角度对知识共享的内涵进行了解释和描述,本书主要关注两种观点:沟通的观点(Hendrinks,

1999），即知识共享是一种沟通的过程；学习的观点（Senge，1999），即知识共享不仅仅是一方将信息传给另一方，还包含愿意帮助另一方了解信息的内涵并从中学习，进而转化为另一方的信息内容，并发展个体新的行动能力。知识共享是一种沟通的过程，因而知识共享涉及到两个主体：知识的拥有方（knowledge owner）与知识的需求方。知识的拥有方必须有共享知识的意愿并且以演示、演讲或写作等外显（externalization）形式提供知识，知识重建者（knowledge reconstructor）必须觉察知识的这种表达，并以内化行为（internalization）如模仿、倾听或阅读等方式来认同、理解这些知识，才能实现知识共享这样一个知识转化的过程（宝贡敏，2007），一方的知识转化为可以被其另一方所理解、吸收和使用的过程。

本书将联盟知识共享定义为：合作组织内部各主体间为达成合作目标进行的有目的、有计划的知识传递与交流，其中知识拥有者愿意将自己获取的技艺或经验自愿地传授给其他联盟成员（Ipe，2003），使知识从个体拥有转变为群体拥有，由一个组织拥有变为多个组织拥有，实现组织知识在一定范围内的流动，以降低知识获取的成本，提高知识生产率。通过知识主体之间知识的交流与沟通过程，扩大了知识的使用范围。然而相对于其他行业，医院的知识专向性强，复杂度高，在知识共享过程中存在很多障碍和需要解决的问题，直接制约着医院间知识的交流和创新。

3.1.2 技术能力

技术能力（technological capability）是指企业在致力于消化、使用、适应和改变现有技术方面有效地使用技术知识的能力，是企业开发和应用新技术的能力，是通过获得、选择、应用、改进技术以及长期的技术学习过程培育、建立的。技术能力的功能有两个方面：一是开发新产品满足现有市场，使用工艺技术制造产品；二是发展或使用新技术以满足将来的需要，对未预料的技术变化和机会的反应。技术能力在建立、培育过程中具有这样的特征：

（1）它是一个渐进化的积累过程，组织技术能力一方面是过去的技术积累，另一方面又是提高现有技术水平、层次的基础，它不仅体现在创新资本、设备等有形资产上，而且也体现在员工技能和组织经验的积累上，这些暗含的技术能力的提高、增强是一个日积月累的漫长过程，并在现有技术轨道上是渐进的，在修补、替代、完善技术的过程中逐步趋近技术极限，逐步体系化、成熟化。（2）技术能力的差别性。技术能力不仅在发展阶段上存在差别，而且不同的经济结构、技术结构存在差别，这种差别为组织提高技术能力提供了多种选择。（3）技术能力的发展是一个学习过程。技术在知识构成上由显性知识和隐性知识构成。显性知识是公共、公开的，可广泛传播，易于转移，可通过培训、学习得到。隐性知识体现在员工技术能力、技能及组织规范中的知识。经验、技能很难复制。因此，组织技术能力的培育需要在"干中学"、"用中学"、"研究和开发中学"，通过提高技术能力来提高技术水平，缩小技术差距。技术能力可以提高企业的创新水平，增强组织应对不确定性带来的变化，从而改善企业的绩效。

本书将技术能力定义为组织在技术资源和技术活动方面的知识与技能的总和。技术能力的本质是知识，其静态特征表现为一定的存量，动态特征则表现为对存量的操作，如搜索、筛选、格式化、存储、纯化、编码、激活等。由于医疗服务市场充满了不确定性，并且主要表现为三个方面：（1）病情的不确定性，即疾病或伤害事件的发生时间和严重程度是不确定的，消费者无法掌握健康状况的变化；（2）治疗过程存在不确定性，即由个体差异导致的不确定性，医生采取的治疗手段和使用的药物也是不确定的，不同的医生可能有不同的诊断方案；（3）医疗服务效果的不确定性，即同一种类型的疾病，有些患者可能痊愈，有些患者则无法治愈，使消费者很难自行评估医疗服务的数量和品质。因此，医院知识只有转化为医院的技术能力才能发挥知识在医疗服务中的作用。本书对技术能力的界定，一方面揭示了技术能力的动态特征；另一方面也揭示了医院技术能力的知识本质。

3.1.3　市场能力

市场能力(marketing capability)又称为营销能力,主要指企业根据顾客需求和竞争对手情况所采取的一系列经营策略。Moller和Anttila(1987)认为,市场能力呈现出一种多面现象,它是由企业的人力资源和资产、市场资产和组织资产所构成的复杂的结合体。其中,人力资产是指涉及参与与市场有关的决策活动的人员的数量和个人能力水平;市场资产是指企业在市场中的地位,它通过市场份额、关键顾客关系的数量和质量、在渠道中的地位以及为进行营销活动而建立的物质设施等表现出来;组织资产是指企业中与营销有关的组织的决策,包括考虑有效地实施营销活动的需求的程度,营销与其他职能整合的效率,以及企业是否有完整的计划系统和这些系统是如何对营销活动绩效进行计划和控制的;组织资产包括形成与市场有关的战略、政策、计划、程序及其实施方案。

Day(1994)虽然未对营销能力的概念进行界定,但他率先提出市场驱动型组织的能力问题。他认为,市场驱动型组织最显著的特征是市场感知能力和顾客联系能力。他对市场驱动型组织独特能力的定义是:一些互为补充的并紧密组合在一起的知识、技术和技能,它们能够使一个团队比竞争对手更好地完成一个或多个重要的过程。

Weerawardena(2003)认为,市场能力的应用是一个将集体的知识、技术和企业资源运用于相关的市场需求,使企业的产品和服务的价值增值以满足竞争需要的整合过程。

由于医疗市场的一个重要特点就是医患之间存在着严重的信息不对称,医患之间是一种特殊的委托—代理关系。在诊断病情和选择治疗方案方面,医生所掌握的信息和知识远远超过了患者。患者为了能够早日恢复健康,会把自己掌握的一切信息告诉医生,但是医生未必如此。虽然医生的社会责任感和使命感要求他对患者开诚布公,但是,寻求利润的动机可能使得医生做出另一种选择。比如,在监督不力和自身医德修养不够的情况下,医生就可能会利用自身的信息优势来诱导需求,来赚取更多的收入,结果是加重了患者的经济负担,也降低了卫生资源的使用效率。当然,消费者可以通过增加自己的消费知识来避免受骗,但是,在医疗服务市场,这是很困难的或几乎不可能的。因为,对某些疾病性质的认识和治疗方案的选择,即使对于一个经验丰富的医生来说,也不能很容易地做出判断。因此,虽然技术能力是医院生存的基础,但有效的市场开发对技术能力的应用起着重要的促进作用。在技术能力相近甚至略低于竞争对手的情况下,具有较强市场能力的组织可以比竞争对手更有效、更有力地传送市场所期望满足的东西,使组织赢得顾客,从而赢得市场,此时市场能力的作用就显得格外重要。医疗服务是一种产品,将其通过营销方式卖给顾客的观念,不仅在医疗行业,而且在社会各层面,已经被接受并认同。本书将市场能力定义为,组织通过有效而快速的流程和活动来配置组织资源以满足顾客需要的潜能,反映了生成和整合市场信息(顾客和竞争对手)的能力,是通过边做边学而对人力和营销资源进行协调的复杂模式,是组织营销实践的累积性结果,具体包括市场研究、管理营销渠道和顾客关系、识别并对竞争对手行动做出快速反应、顾客知识与顾客获取等能力。

3.1.4 组织绩效

组织绩效是一个经济学的概念,它主要是衡量组织在一个时期内生产经营活动所取得的效果和成绩,是组织从事经营活动的核心,也是组织目标的重心所在,同时还是组织进一步发展的基础和动力。对组织绩效的考核不仅是必要的,而且也是重要的。在组织的知识创造活动中,组织利用现有技术和知识进行技术开发能力的大小影响着组织绩效的高低。组织绩效由财务绩效和非财务绩效两部分构成。

财务绩效是从财务的角度反映知识创造能力经营效果和成效的。财务目标是一切经济组织所追求的基本目标之一,财务评价是任何经济活动评价不可避免的一个重要方面,组织经营的重要目标就是追求经济效益的最大化。财务度量是反映过去的绩效,财务目标通常与获利能力有关,衡量标准往往是营业收入、资本运用报酬率,或附加经济价值等。这里从财务协同的角度来设置财务绩效评价指标:我们医院的收入有很大改善;我们医院的财务状况(资产收益率)得到很大改善。

由于医疗服务是医院以患者和一定社会人群为主要服务对象,以医学技术为基本服务手段,向社会提供能满足人们的医疗保健需要,为人们带来实际利益的医疗产出和非物质形态的服务,因此医疗服务的产出体现的是健康效用,而与医疗服务的数量和价格并没有直接关系,以数量和价格为基础的计算结果反映的是医疗服务的投入,而非产出。随着人们物质生活的提高,公众对健康的追求日益凸显。健康没有市场价值,与任何事物相比,健康、减少身体痛苦和生存都具有特殊的、无可比拟的价值。众所周知,医疗卫生事业是带有一定公益性质的社会福利事业,它担负着保障人民身体健康和社会和谐发展的重要职责,所以不能完全用财务绩效来衡量医院的经营业绩,必须同时考虑到医院的社会效益,将社会效益、经济效益等同时纳入医院绩效评价体系,这样的评价才是科学的。

非财务绩效是从提高组织核心能力的角度来反映组织经营效果和成效的。如组织的创新能力、服务能力等。伴随着新技术的不断涌现,市场需求日益呈现出顾客个性化需求的趋势。在这种条件下,组织能否满足顾客需求,实现顾客价值就成为组织产生价值的唯一判断标准。正如 Neely(2002)所提出的"绩效评价就是要求组织寻求更加清晰的组织的非财务绩效或无形资产绩效与其现金流结果的财务绩效联系起来"。基于此,本书从医疗技术和服务水平以及患者满意度两方面来设置非财务绩效。

财务绩效和非财务绩效是从不同角度对医院的运作绩效进行的考核。财务绩效更多的是把重点放在考核医院技术能力和市场能力所产生的经济价值的大小。非财务绩效主要考核医院服务能力提高的程度和患者满意度的高低,以明确组织未来的前景。因而在绩效考评中,应当采用财务绩效评价指标和非财务绩效评价指标相结合的原则,以便更清晰地、准确地对医院的运作绩效做出明确的评价。

3.1.5 契约控制

在战略联盟中,契约治理是控制合作伙伴行为的重要手段。通过契约,联盟成员能够详细的规定合作各方的责任和义务,同时也给予合作伙伴在对方实施投机行为时依靠第三方力量(法律、国家的力量)保护自身利益的权力(Dyer,1997)。有两种类型的市场契约被用于合作关系的控制,一是古典契约(classic contract),这类契约的特点是非常清楚地界定了合作各方的权利和义务,适合合作内容较简单、环境不确定性较低、专用性投资水平也较低的交易与合作。随着资产专用性的提高以及环境的不确定性的增大,制定一份详细规定每个合作成员责权并考虑环境变化的契约的难度越来越大,新古典契约(new-classic contract)就成为一种新的控制手段。新古典契约适用于交易双方之间相互依赖的程度有所增加,但仍然保持独立的组织间合作关系,特点是强调了环境变化时交易各方应该采取的行动,增加了合作安排的柔性和适应性。契约控制包括古典契约和新古典契约,其主要特点有:

(1)契约的完备性。契约控制首先要求双方在合作时签订详尽的契约以约束双方的行为。这里所说的详尽包括两方面的含义:首先必须清晰地界定双方的权利和义务、资源投入的质量和数量、联盟收益的分配等内容;其次还必须制定一系列的规则,指导双方在环境发生变化时如何应对。

(2)制定相应的惩罚机制。契约的有效性是依靠第三方的权威来保证的,因此在合作时制定相应的惩罚机制,使得联盟双方违约的机会成本增大,降低投机行为的动机。

(3)严格的过程监督。为了保证契约所约定的内容在合作过程中得以有效的实施,必须对合作的过程进行严格的监督。Dyer(1997)指出正式控制并非是自我加强的控制方式,必须在合作过程中加以维护,否则双方都会有违约的动机。

契约控制本质上包括契约本身的内容、实际使用契约控制的程度两个方面,在本书中,我们将侧重考察联盟中对于契约的实际使用所产生的影响和效果。

3.1.6 关系控制

契约控制强调了交易的经济属性以及在交易过程中防范交易者的机会主义的倾向。然而对于联盟这种反复交易性质的合作来说,不但具有其经济属性,同样具有明确的社会交易维度,合作中也可能产生和发展交易各方之间的相互信任。不同学者从经济学和社会学的观点出发指出"私人秩序"(private order),以及"信任"是合作中实现控制目标的另一种途径。"自我实施"(self - enforcing)是这一类控制方式最主要的特点,即控制方式的实施不需要第三方力量的介入。相比而言,关系控制更加适合内容较为复杂的交易与联盟。Uzzi 指出了依赖关系控制的战略联盟具有如下特点:

(1)高水平的信息交流。合作中问题的出现以及有价值的信息传递往往不是事先所能判断的,信息的缺乏是联盟各方在合作的初期设计正式契约时面临的主要问题。因此在依赖于契约控制的合作中,双方的信息交流处于较低的水平。然而关系控制作为一种非强制性的控制模式,更强调合作的柔性以及对环境的适应性,在合作中各个层次之间的信息交流有助于加强相互的认同感,从而建立共享的价值观、惯例和文化,使合作双方能够实现自我监督,保证合作协议的顺利实施。因此依赖关系控制的联盟更强调合作者之间的充分和完整的信息交流。

(2)共同解决合作中的问题。在依赖正式控制的合作关系中,双方只是按照合同规定的条款完成相关责任就可以了;而在社会控制发挥主导作用的合作中,双方更多的是将对方看成是一个团队的成员,共同解决合作中遇到的各类问题。尤其是很多涉及知识转移的学习型联盟,很难通过契约的方式来准确表述合作的目标以及限定合作双方的行为,只有不断在合作中共同解决面临的问题才能维持联盟健康稳定的发展。

(3)建立坦率开放的沟通关系。沟通的开放性意味着相互信任的各方通过正式或非正式的渠道保持信息的技术共享,并对计划、项目、期望、目标、动机和评价标准等重要事项进行相互披露,以保持对合作伙伴各方面情况的全面、及时地掌握。Williamson指出社会控制实施的条件在于合作规则的完备,否则依赖社会控制将面临很高的再谈判成本。更多的学者指出信任是采用关系控制的决定性因素,只有联盟成员间形成了坚实的信任关系,才能在较低成本的前提下实现对于契约的修改以及联盟的柔性。

与契约控制相比,关系控制最大的优势在于其灵活性以及较低的使用成本,同时对于联盟中的知识、特别是隐性知识的交流与共享尤为重要;但作为一种非正式控制手段,关系控制往往内容不够清晰,并缺乏明确的惩罚规定,因此威慑和控制力度相对不足,当存在足够大的诱惑和收益时,联盟中的一方可能会放弃信任而做出损人利己的机会主义行为。

3.2 模型构建

3.2.1 问题提出

医疗服务的产出与医疗服务的数量和价格并没有直接关系,以数量和价格为基础的计算结果反映的是医疗服务的投入,而非产出。医疗服务的产出体现的是健康效用。健康没有市场价值,与任何事物相比,健康、减少身体痛苦和生存都具有特殊的、无可比拟的价值,这就是医疗保健服务产出的独特性(陈欣,2005)。这样的特殊性使得人们在患病后具有一定的盲目性,且不计较代价,即使所需的医疗服务比较短缺或价格十分昂贵,也希望到核心医院去诊治,从而造成核心医院门诊量大、住院病人多,使本已稀缺的医疗资源变得更加紧缺。这也是造成"看病难"和"看病贵"的主要原因。另一方面,社区医院技术力量薄弱,群众在患病时对基层医院医疗水平缺乏信任,造成社区医院门诊量少,医疗设备闲置,甚至面临生存问题。

为了解决群众"看病难"和"看病贵"的问题,政府通过加大对社区医院的投入,大大改善了医院的医疗条件,医院的设备、环境完全可以满足一般病人的看病需求,但是仍然无法解决群众对社区医院的不信任问题,病人仍愿舍近求远到核心医院去治疗,这样的状况不仅造成核心医院医疗资源紧张,不能有效地开展教学和科研,也造成社区医院医疗资源极大的浪费,各级医院不能按其功能定位开展工作。

针对以上现象,本书提出:通过核心医院与社区医院的对口帮扶,帮助社区医院提高服务水平,获得群众对基层医院的信任,才是有效疏导病员合理流向的基础和关键,也是医疗改革的关键,仅对社区医院进行硬件建设并不能从根本上解决人们"看病难"和"看病贵"的问题。

事实上,硬件设备是由技术能力所支撑的。如果医院仅拥有先进的硬件设备,而没有从事各种医疗技术活动的能力,再先进的硬件设备也是发挥不了作用的。只有改善基层医院的服务水平,使多数常见病患者在社区治疗,才能降低患者的医疗费用,从根本上解决"看病难"和"看病贵"的问题。

核心医院与社区医院联盟,通过患者的双向转诊可以使各类卫生资源以及信息等资源在核心医院与社区医院之间相互交流和利用,一方面使核心医院服务向社区延伸,核心医院开展社区卫生服务或参与社区保健和康复工作;另一方面使社区卫生服务机构和人员充分利用核心医院资源,不仅及时向核心医院转诊患者,而且能使用核心医院诊疗设备等。通过开展核心医院派高水平医务人员定期或不定期到社区医院义诊和技术指导,为基层医院医务人员的进修、学习、参观、科研等提供方便,鼓励医务人员利用业余时间作为基层医院的挂牌医生为群众提供服务,支持退休卫生技术人员应聘到基层医院工作,社区医务人员参与核心医院的诊疗活动等,使得在现有医疗资源总量不变的情况下,医疗服务系统产出最大的社会效益和经济效益。

虽然联盟可以帮助社区医院提高服务水平,然而由于核心医院与社区医院的任务和功能各异,技术力量和经济效益参差不齐,它们合作的动机和愿望也各不相同。根据医院的合作愿望,可将医院联盟的形成分为四种类型(见图3-1),图中横轴表示社区医院的合作愿望,纵轴表示核心医院的合作愿望。

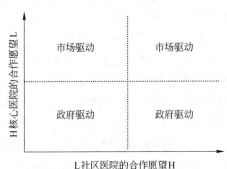

图3-1 医院联盟的形成类型

(1)核心医院合作愿望高,社区医院合作愿望低。由于核心医院拥有丰富的人力资源和物质资源,而社区医院的资源则相对贫乏。核心医院为了充分利用自身的冗余知识和冗余人力,可以通过向社区医院让渡部分资源,如免费对社区医院医务人员进行培训,允许社区医院挂牌,派医生到社区医院坐诊等以实现双方的合作,因此市场机制便可促成双方的合作。

(2)社区医院合作愿望高,核心医院合作愿望低。由于社区医院的医疗资源相对贫乏,它能够向核心医院让渡的只有部分服务市场和向上转诊病人,而目前核心医院既不缺乏技术,也不缺市场,因此社区医院要实现与核心医院的合作主要依靠政府力量的驱动。

(3)双方的合作愿望都比较高。比如,核心医院为了加速科技成果向现实生产力的转化,需要向社区医院进行技术扩散,努力扩大服务市场。而社区医院为了提高服务水平,改善生存状况,迫切需要提高技术能力以稳定和发展市场。此时,市场机制便可促成双方的合作。

(4)双方合作愿望都比较低。此时市场机制难以实现双方的合作,唯有政府力量的驱动方能促成双方的合作。这种合作的目的,一般是为了完成政府交给的任务。

无论何种情况,有一点是相同的,即核心医院希望通过合作扩大市场份额,增强市场能力;社区医院则希望通过合作学习先进技术、提高技术能力以稳定市场份额。技术能力和市场能力是我们研究医院联盟时需要特别关注的要素。

然而,在现实的医院合作中,除了配套制度有待完善之外,在操作中最突出的问题是上下级医院缺乏互信、知识共享不足、单向转诊和一些社区医院并不能严格履行联盟契约中所规定的义务。为了自己利益的最大化,出现了把病人上转到非联盟的上级医院的机会主义行为,使联盟出现道德风险。如何加强对联盟机会主义行为的控制,提高联盟知识共享的效率和效益是联盟控制的出发点和落脚点,其中契约控制和关系控制是两种重要的联盟控制方式。契约控制可以促进双方显性知识的交流,而关系控制可以促进隐性知识的交流,两者对于医院技术能力和市场能力的提升有重要影响。

通过联盟提升技术能力和市场能力,并加强对联盟知识共享中机会主义行为的控制是当前我国医院通过联盟改善绩效过程中迫切需要解决的问题(见图3-2)。

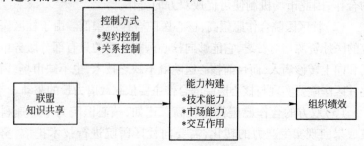

图3-2 "联盟知识共享→组织能力构建→组织能力应用"的概念模型

3.2.2 理论基础

作为战略管理理论的核心问题,组织如何获取竞争优势一直是学者们广泛关注和研究的重点。20世纪90年代之前,关于组织竞争优势的研究一直被以 Porter(1980)为代表的产业组织理论的外部竞争优势来源观所主导。但随着市场竞争的加剧,人们开始关注组织内部要素的影响,从而出现了基于资源的观点(Barney,1991)。这种观点认为,造成组织绩效差异的根本原因源于组织内部的各种资源。尽管这两种观点都在一定程度上解释了组织竞争优势的来源问题,但上述两种观点又都各自存在一定的不足。因此有的学者提出,在决定组织竞争优势时,组织内部因素发挥主要作用,而外部环境则发挥着重要辅助作用。在当前市场竞争日趋激烈的情况下,企业内部所能占有的稀缺的、有价值的、难以模仿和不可替代的资源是有限的,而且管理和开发这些资源的能力和方法也是有限的,在这种背景下,组织如何获取和利用外部资源便成为管理研究的焦点问题。

组织学习理论认为,知识是组织最为重要的战略资源(Grant,1996),组织通过内部学习和外部学习,可以产生和改变组织的知识资源。组织学习是通过理解和获得更丰富的知识来提高能力的过程,它可以使组织获得知识和创造知识,并使之体现在产品、服务的能力中(Nonaka,1995)。组织学习理论在产生和改变组织知识的过程和能力方面提供了丰富的观点。根据 Amit 和 Schoemaker(1993)的观点,能力是"基于信息的、组织独特的、并且通过组织资源之间的复杂交互作用发展的、有限的和无形的过程",能力的重要特征是"它是以知识为基础的,是知识集成的结果"(Grant,1996b),是"能够促进组织预测变化的市场条件的知识体系"(Leonard – Barton,1992)。因此,对于组织来说,知识集成就是组织学习的过程。实际上,组织学习就意味着"通过更好的知识和洞察力改进组织行为的过程"(Foil & Lyles,1985)。因此,从一定意义上讲,组织信息和知识的获取、共享以及应用的过程(组织学习)也就是组织能力形成和发展的过程。组织学习通过获取信息和知识可以增加组织的知识存量,也是一种通过更好地理解组织所处的外部环境,从而采取有效的行为来提高组织能力的过程(Garvin,1993)。组织学习过程是组织能力构建的基本途径。

对组织能力这样一个比较抽象的概念进行分类是困难的,以往对能力进行分类通常会以组织的职能来作为划分标准,比如技术能力、市场能力、研发能力等。针对本书的研究对象,我们主要讨论技术能力(Li,2000)和市场能力(Bonnici,2007)。

技术能力是任何一个组织从事专业生产所具备的基本能力,它的建立、培育过程是一个渐进化的积累过程,技术能力一方面是过去的技术积累,另一方面又是提高现有技术水平、层次的基础,它不仅体现在创新资本设备等有形资产上,而且也体现在员工技能和组织经验的积累上。技术能力的提高和增强是一个日积月累的漫长过程,同时技术能力的发展也是一个学习过程。技术在知识构成上由显性知识和隐性知识构成。显性知识是公共、公开的,可广泛传播,易于转移,可通过培训、学习得到。隐性知识体现为员工技术能力、技能及组织规范中的知识。经验、技能很难复制。因此,组织技术能力的培育需要在"干中学"、"用中学"、"研究和开发中学",联盟知识共享是组织技术能力提升的一条重要途径。

市场能力反映了组织通过有效而快速的流程和活动来配置组织资源以满足顾客需要的潜能,是组织生成和整合市场信息(顾客和竞争对手)的能力,是组织运用其所擅长的技术生产出适销对路的各种产品所拥有的专门知识,是通过边做边学而对人力和营销资源进行协调的复杂模式,是组织营销实践的累积性结果。由于营销人员重复地承担各种营销任务,人与人之间以及人与其他资源之间的复杂的协调模式便产生了。这种协调的行为模式通常是连贯的、动态的,能够随着组织需求的变化而变化。市场能力是通过组织的学习过程培养的,在这个过程中的不同时段都要有适应性的和创造性的学习过程,即组织内的员工重复的应用和创造知识解决组织的市场问题(Day,1994)。市场能力也可以被视为一个知识基础资源(knowledge - base recourses)和有形资源(tangible resources)整合在一起创造有价值产出的过程。

尽管从理论上讲,战略联盟对于组织技术能力和市场能力的培育和提高十分重要,然而大量联盟实践失败的事实则说明联盟的管理是十分复杂和困难的。技术能力的培育往往涉及较多的知识交流和共享,当联盟伙伴有意窃取组织核心技术知识,以及存在组织间学习竞赛时,尽管知识共享过程对于组织十分重要,但这一过程也会存在很大的机会主义风险。同时,市场能力可以帮助组织扩大市场份额、进入新的地区和市场等,通过联盟提升市场能力的过程中同样也存在着各种风险,例如合作中的某一方利用自己较强的讨价还价能力,或者利用对方的专用性投资而做出"敲竹杠"的机会主义行为。因此,战略联盟在帮助组织从外部获取资源和能力的同时,也给组织带来了不少的风险因素,建立合理的控制机制以控制联盟风险和促进联盟关系顺利发展被普遍认为是必要的,也是联盟关系管理的核心内容之一(Liu,2004)。

联盟控制主要分为契约控制和以信任为基础的关系控制两种类型。契约控制主要依赖规则、目标、程序和规章制度来说明期望的行为,以此来保证目标的实现;而关系控制则基于相互信任而鼓励相互认同对方的价值观、组织文化等来鼓励预期的行为。因此,契约控制通过明确规定合作双方的责任和义务、成果分配方式,以及对于违反契约规定的处罚,从而提供一个明确的合作框架。但同时契约控制也存在一定的不足:(1)由于无法预见所有可能的变化,因此契约的适用性往往是有限的;(2)过多的使用契约控制则被认为是不信任对方,从而不利于联盟的稳定性;(3)在法律不健全或执行不力的情况下,契约的作用是有限的。与契约控制相比,信任控制具有更强的灵活性,而且在双方之间的信任关系建立之后,信任控制发挥作用的成本相对很低;

但相对而言,由于信任控制是一种非正式控制手段,控制内容不够清晰,并缺乏明确的惩罚规定,因此控制力度相对不足。通过上述比较可以看出,契约控制和信任控制在联盟关系管理中的作用机理是不同的,他们对于战略联盟的稳定发展同样重要。

组织通过学习构筑能力后,如何运用能力为客户创造价值,为所有者创造财富便成为组织必须考虑的问题。基于能力观的学者强调,如果组织在购买资源上获得成功,而组织的能力在这些资源上又能发挥提高生产率的作用,组织就能产生经济利润。在激烈竞争的环境中,越来越多的证据显示,组织不能仅仅依靠某一种竞争优势来创造顾客价值(刘晓敏,刘其智,2006)。组织通过提高技术能力、市场能力等,可以把组织内外部各种优势资源,如人才资源、技术资源等有形资源和专利、发明等无形资源等整合在一起,充分发挥整合资源的优势,创造出更多更好的适合于顾客个性化需要的新产品、新服务,在满足顾客需求的同时,实现组织自身的最大化价值。

技术能力和市场能力是两种不同性质的能力,如果组织技术能力强大,它就会努力开发新产品、新技术并创造市场需求,提高组织对顾客和竞争对手的反应能力;同样,如果组织市场能力强大,它就会预测市场需求的变动趋势,并主动分析变化的市场环境对组织的冲击,引领组织技术创新,因此技术能力和市场能力存在着交互作用。

综上所述,我们认为联盟知识共享与组织能力之间存在着内在联系;联盟的控制方式又进一步调节了它们之间的关系;同时不同的组织能力对组织绩效的影响机理也不同。基于上述分析,我们构建了一个"知识获取→能力构建→能力运用"的概念模型(如图3-3所示)。本书试图通过该模型,将联盟知识共享、联盟控制、组织能力与绩效整合在一个框架内,旨在说明联盟知识共享对于组织能力的影响,并进而分析不同能力如何影响组织绩效的具体过程,以期为组织能力理论研究提供一定的补充。

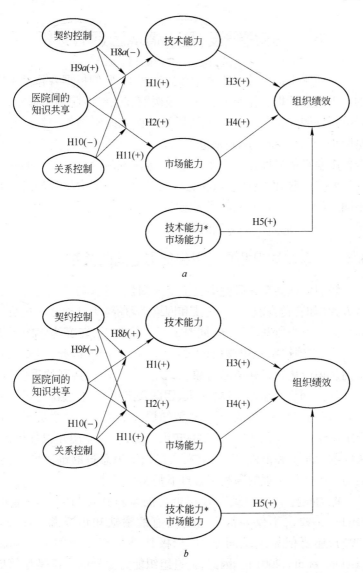

图 3-3 "知识获取→能力构建→能力运用"的概念模型

a—联盟知识共享对上级医院能力及绩效影响的概念模型;

b—联盟知识共享对下级医院能力及绩效影响的概念模型

3.3　研究假设:基于情境因素的分析

对照本书提出的实践背景和理论背景,我们根据合作网络中的上下级关系把合作对象分为上级医院和下级医院两个样本,比较分析联盟知识共享对于不同层级的医院改善绩效的影响。这是因为,不同层级的医院从联盟所获取的知识不同,上级医院从合作中获得的显性知识要多一些,下级医院从合作中获得的隐性知识要多一些,而显性知识和隐性知识对医院能力提升的影响是不同的(Nonaka,1994),因此联盟知识共享对不同层级的医院技术能力/市场能力以及绩效的影响也会不同。

3.3.1　联盟知识共享与组织能力之间的关系

联盟知识共享是联盟中员工个人知识、组织知识通过各种交流方式(如言传身教、口头交谈和网络学习等)为其他联盟成员中的个人或组织所共同分享,同时通过知识创造,转变为组织的知识财富,实现组织知识增值的过程(Lee,2001)。因此,对知识共享的认识应从知识共享的对象(知识内容)、知识共享的手段(联盟学习)、知识共享的主体(个人、团队及组织)三个层次考虑。组织外部存在着许多新的知识,联盟知识共享可以使每个员工和每个组织快速地消化、吸收现存的知识资源,扩大运用知识分析、解决问题的角度和范围,实现个人或组织知识总量的迅速增长,从而为组织知识管理的顺利实施打下坚实的基础。

能力构建源于组织对知识资源的重新整合与创造(Kogut,Zander,1992),不仅要依靠自身占有的稀缺知识资源(Barney,1991),还要依靠组织间学习,积极从外部获取新的关键知识(Helena et al.,2001)。因此,促进组织能力提升的关键是如何更好地利用组织已有知识,以及如何更有效地从外部获取新知识。由于显性知识易于通过各种手段进行交流,而隐性知识深藏于组织员工的头脑和各种业务流程之中,是能力构建的关键所在。

Grant 和 Baden - Fuller(2004)认为组织可以通过联盟获取隐性知识来提高创新效率。目前对于联盟知识共享至少有两种不同的理论观点:一是认为联盟的首要目标就是通过知识整合,提高合作各方的知识利用效率(Grant,Baden - Fuller,2004);二是将联盟看做是组织学习的工具,联盟的目标就是获取合作方的知识,提高能力(Inkpen,1998b)。关于第一种观点,Grant 和 Baden - Fuller(2004)在对组织知识基础和产品产出范围的研究中发现,组织拥有的知识不一定都能被完全运用于产出组织的产品(发挥知识的最大效用),而在某些产品的生产过程中组织却缺乏一部分必要知识,因此组织就选择通过合作的方式从外部获取知识。组织产品范围和它的知识范围之间的不匹配性越大,与其他组织的合作协议所能提供的优势也就越大。这里的合作目的是:(1)进入和整合能够由其他组织提供的更有效的知识,(2)更完全地利用在本组织内部仅仅被部分利用的知识。关于联盟知识转移的第二种观点,即通过联盟知识共享进行学习、提升组织能力的观点,把联盟知识共享作为组织学习的途径,通过这种途径,联盟各方可以获得自己所需要的知识,提升能力,而这种知识通过其他途径难以获得。具体来说,就是联盟知识共享可以协助一家组织从其他组织那里学习到专业化的能力,协助一家组织和其他组织合作创造新的知识,可以使一家组织协助另一家组织创造新的能力和技术,使大家共同受益(Doz,1996)。尽管这两种观点的内涵完全不同,但是它们都强调了联盟对于组织能力构建的重要作用。

能力构建也依赖于组织内的知识的整合。Simon(1973)从认知心理学的角度指出,由于人类认知与时间的限制,个人专长的知识范围有限,有效率的创新工作需要各种不同领域的专家一起合作;Demsetz(1991)进一步指出,知识需要专门化的处理正是组织存在的原因。Hendersen 和 Clark(1990)认为组织的产品开发需要两方面的知识:组分知识(component knowledge)和结构知识(architectural knowledge),前者指产品每个部件的核心设计思想以及把这些思想运用于特定部件的方式,后者指把这些部件装配或者连接在一起形成整体所需要的知识。组分知识分散于个体或群体之中而非整个组织之中,需要通过整合将个人学习和知识上升为组织学习和知识才能最大限度地发挥这些知识的效力;同时,这些知识是分散而非系统化的知识,而知识的利用需要将其转化为系统化的知识。Kogut 和 Zander(1996)认为,知识整合可以将组织的分散知识转化为产品。Grant(1996b)从知识特性与组织运作的观点出发,指出知识在市场交易的过程中充满了风险与不确定性,加上知识专用性以及知识获取的限制性等问题,使得组织将生产产品所需的知识资源在组织内部进行整合,通过组织的协调运作来规避知识在市场上整合的风险和不确定性,提高知识整合的效率。知识管理的核心是在知识获取与整合利用的基础上建立一个贯穿于组织创新活动的基础平台,见图3-4。

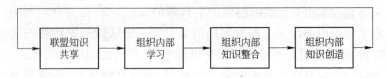

图3-4 联盟组织的知识创造过程

对每一个组织来说,由于它的集中认知特征,其解释和评估环境的能力是有限的,从它自身的知识集合来看,有时无法认识和解释外部环境的变化和发展。而其他一些组织由于其恰好具备与某种变化相适应的知识集合,因而可以认识和解释这类变化。所以,组织为了适应新的变化应当充分利用其他组织的认识能力来弥补自身在这方面的不足。一旦缺乏这方面的学习和知识获取,可能就会导致战略的"盲点",并进而导致对重要环境变化的不适当反应(Zajac,Bazerman,1991)。

具体到创新来说,首先,外部学习有助于引入新的思想,增加知识的多样性,还可以对创新思想给予检验和评价,为创新的选择提供帮助。对外部知识的吸收可以使组织具有更加宽泛的知识基础并与外部先进技术保持同步,这在动态、不确定的环境中尤为重要。组织外部是一个更加广泛的空间,存在着许多新的知识,通过获取这些外部新知识可以使组织扩大运用知识来分析、构造问题的角度和范围。

其次,从行业经验中学习能够抵消内部学习的风险。由于组织内部的知识有时体现为组织的一种"惯例",这种惯例是长期形成的结果,具有一定的惯性而难以改变。如果组织发现对于新出现的问题现有惯例无法给予很好的解决途径时,就会希望通过引进一些新的知识,以促进组织"忘记所学",这实际上也就是新旧知识的一种冲突与不融合。所以,外部知识有利于组织进行双循环学习。

最后,在某些领域,知识更新速度很快,新产生的知识如不迅速加以利用,就会很快降低其价值,因而如何提高知识更新和创造的速度就成为组织构建和保持竞争优势的关键。然而,即使是在组织具有创造某种知识的能力和潜力的情况下,从外部获取知识也许仍然是组织的最佳选择,能够为组织节约时间和提高创新的速度。Li 和 Gao(2003)指出,如果创新的过程不是很复杂的话,就没有必要花费太大的精力进行知识的内部创造。通过对外部新知识的学习可以避免自身开发的高成本的失误(Baum,Stan,Usher,2002)。因此,Nonaka(1995)认为组织需要一些外部的认知来源来实现自己的目的,并且要求组织内部形成新的认识以开发新的产品、工艺和服务。

在知识经济时代,新技术层出不穷,技术创新和推广的速度越来越快,一个组织必须制定新技术的紧跟战略,快速跟踪新技术前进的步伐,才不会被市场淘汰。通过发挥合作组织的各种专业特长,学习到嵌入(embed)在对方的组织流程、组织政治、组织文化、经营理念和员工经验及技能中的隐性知识,这部分知识是构成组织优势和专长的核心部分,是构成组织核心竞争力的重要组成部分,是不通过合作和接触就无法得到的知识。通过知识创造活动可以使合作各方更好地交流和沟通,提高隐性知识交流的速度,扩大隐性知识的使用范围。

技术能力是知识创新的关键环节。知识联盟的建立是为了实现知识创新,创造更多的技术知识。技术知识是构成组织核心竞争力的主要部分,组织只有不断提高自身技术研发水平,开发出具有高领先程度、高应用程度的新技术,才能在竞争中站稳脚跟,生产出更多、更好的满足市场现在和未来需求的新产品,确保技术知识的不断更新和发展,为产品创新和提高打下坚实的基础。

技术能力的培育源于技术学习,既包括理论知识的学习,也包括技术实践经验的积累;既包括员工个人层次的学习,也包括组织层次的学习。有计划、有组织地培训和进修可以全面、系统地提高组织员工的知识水平,这个过程也可以通过员工个人独立的文化和业务知识学习;员工经验和技能的积累和培育还需通过技术实践,即通过"干中学"、"用中学"来积累。Marin(2000)认为通过联盟知识共享,组织成员可以不断地获取外部的新知识,为构建和发展组织能力形成必备的知识基础。此外,通过分享合作伙伴在医疗服务中所积累起来的各种丰富经验,并将其用于自己的工作中,可以使医务人员处理复杂医疗问题的能力得到迅速提高(Danneels,2002),比如在不确定环境下的创新能力(Cavusgil et al.,2003)。利用联盟这个知识共享平台,医务人员不仅可以学习合作伙伴的知识用以提高自身解决医疗问题的能力,而且还可以创造出新的医院知识(Nonaka,1994)。此外,医院间的知识共享可以缩短医务人员掌握医院知识的培训周期,迅速提高医院的医疗服务水平(Ataay,2006)。由于联盟医院的医务人员在医院联盟中进行知识的学习和创新,这些人员不仅有机会学习本医院的经验和知识,还有机会了解和体会其他联盟医院的知识。因此,通过联盟知识共享,可以丰富联盟参与人员的知识含量,有助于高素质医务人员的培养。联盟参与人员将从联盟中获取的知识带回医院,通过组织内部学习,合作伙伴的知识可以在医院内部得以共享,促进医院内部员工能力的提高。知识共享对组织能力的影响有两种(Zahra,2002):一种是提升组织现实的能力,组织可以直接利用外部获取的知识进行服务;另一种是提升组织潜在的能力,将外部获取的知识转化为组织的知识基,为组织以后进行知识创造奠定基础。联盟知识共享为医院之间相互了解和吸收对方的新知识提供了机会,促进了知识碰撞和新思想的产生,是医院提高知识管理效率、提升医疗技术水平和服务质量的有力措施。通过有效的知识共享可以最大限度地利用现有知识以促进技术能力的提升(Nonaka,1994;许庆瑞等,2004)。因此有:

假设1:联盟知识共享对医院技术能力存在正向影响。

由组织学习理论可知,组织学习是组织获取、传播知识,并将知识运用于组织变化和创新的一种行为(Huber,1991)。外部知识获取是组织通过与外部组织之间的交流获取自身所需要的知识;内部知识共享是组织成员之间通过各种沟通媒介和交流方式来相互转移和吸收知识从而实现知识共享的活动。外部知识获取和内部知识共享是组织学习中的两个重要过程(Inkpen et al.,2005)。

市场能力是组织通过学习过程培养的,在这个过程中,组织的员工重复地应用他们的知识以解决组织的市场问题,使组织在不同的时段都要有适应性的和创造性的学习过程(Day,1994)。市场能力发展的一个重要方面是知识的整合,持续的市场能力也可以被视为一个基于知识的资源和有形资源整合在一起创造有价值产出的过程。由于营销人员重复地承担各种营销任务,人与人之间以及人与其他资源之间的复杂的协调模式便产生了。这种协调的行为模式通常是连贯的、动态的,能够随着组织需求的变化而变化。

联盟知识共享为组织提供了其他竞争对手的信息和顾客需求偏好的信息,可以更好地知晓其他医院的服务动态、业务流程、战略规划和医院形象,极大地降低信息不对称程度,从而有利于组织提高寻求新市场机会的能力(Alvarez,Busenitz,2001),更好地树立市场意识和顾客导向,改善组织的运营效率,提高营销绩效。知识联盟建立的最终目的就是通过提高知识创新能力,实现知识的商业价值。而商业价值的实现是要借助某种物质形态通过市场交换来实现的。因此,已产生的技术知识必须转换为现实的、适销对路的产品或显性形态的知识才能进行生产交换并实现其商业价值,而且转换的产品应当具有较高的知名度、品牌竞争力和处于产品生命周期的成长期和成熟期,这样才能确保知识联盟知识创造能力的不断提高和拓展。联盟知识共享还可以使组织能够通过快速而有效地进行内部流程的改造,以满足顾客需要的潜能,并能生成和整合市场信息(顾客和竞争对手),提高经营效率。因此有:

假设 2:联盟知识共享对医院市场能力存在正向影响。

3.3.2 组织能力与组织绩效之间的关系

有关联盟的研究文献揭示了形成联盟的强烈动机是获得经济利益,还有一个更为重要的动机包括学习和内在化新的技巧和知识(Sinmon,1999),内在化新知识是通过提高知识创新能力来完成的。同时,Borys 和 Jemison(1989)的研究也表明,形成联盟的动机是创造新价值并获得联合优势和分享资源,以提高生产效率和战略竞争地位。因此,组织除了经济利益以外的其他原因也是不容忽视的。一些合作方式倾向于战略动机,而另一些合作方式则更多的是倾向于成本的降低。战略动机对组织绩效的影响在于:获取外部有效资源,实现优势资源互补,降低开发成本,减少市场风险,缩短技术产品的商业化时间以及市场进入等,如联盟以技术许可证方式进行的知识创造可以通过加速知识获取过程和建立互补性资产,提高组织的技术开发能力(Prahalad,Hamel,1990)。在采用技术交易的过程中,快速获取与产品开发相关的知识,适应竞争的需要,增加组织的获利能力。节约动机对组织绩效的影响在于:降低成本,联合开发,实现组织最大化价值。相对于其他的组织形式,联盟内部具有更强的凝聚力,良好的信息沟通渠道和联结机制,可以充分利用内部累积的大量的隐性知识优势,避免市场风险和交互的不利影响,集中优势进行重点知识的创造。

在对技术能力的理解中,人们更多地意识到技术能力是组织开发和应用新技术的能力,是通过获得、选择、应用、改进技术以及长期的技术学习过程培育、建立的。技术能力是组织技术创新能力的基础,技术创新能力是组织技术能力的集中体现,组织在技术能力的基础上形成、提高技术创新能力,技术能力的内涵和外延要比技术创新能力宽泛一些。从目前国内外创新研究的趋势来看,技术能力和技术创新能力融为一体,不作严格的学术区分。技术创新不是简单的知识发现和知识创造,它是新思想、新发明、新知识商业化的复杂过程,与组织的商业战略和竞争环境相关联。与此同时,创新过程作为有目的、有意识和事先规划的过程,必然受到知识搜集、组织、管理和应用的影响,有效的知识管理会促进创新,提高创新效率。持续的创新活动、不断优化的创新过程和创新环境会提升组织的创新能力,创新能力表现在组织开发新产品,实施创新的频率与质量上(Damanpour,1991),表现在组织整合其关键资源的能力上(Eisenhardt,Martin,2000)。为了适应环境的变化,组织必须了解如何创造知识,并快速把新知识扩散到整个组织中并使其商品化。

技术创新作为一种动态的、不断解决问题的过程,为了满足医疗市场上消费者尚未满足的潜在需求,医院需要综合和利用技术能力不断对医疗服务产品进行开发(Marsh,Stock,2003);通过创造新产品对市场环境的变化做出反应。技术能力的提高,意味着医院对产品新功能、新用途、依赖的新的技术轨迹所需知识和技能的掌握,这又为进一步的技术创新奠定了基础(Lawson,Samson,2001)。技术能力的提升提高了医院技术创新的力度和劳动生产率,实现医院的全面价值。技术能力的有效发挥有助于提高组织学习和掌握技术创新所需要的新知识和新技能,从而不断缩短服务产品改进周期,而且也有效降低了服务改进的风险(Danneels,2002)。另外,技术能力的有效发挥还有助于组织在技术创新方面领导决策能力的改善,从而保证了服务改进的持续性和高效性(Li,Ye,1999)。技术能力的提升使得组织可以通过产品创新获得超额经济利润,还可以通过满足客户需求及偏好,创造较高的客户满意度。技术能力的提升不仅可以使组织获得较高的财务绩效,而且可以使组织获得较好的非财务绩效。因此有:

假设3:技术能力对组织绩效存在正向影响。

有些学者认为,只要拥有先进的技术能力、开发出具有先进特性的产品与服务,组织就可以引导市场需求并赢得竞争。他们深信,由于庞大的市场规模和经济的快速成长,拥有卓越技术能力的组织可以销售自己生产的任何具有高级特性的产品。不过,这种认为市场营销能力的作用在减弱的观点却缺乏实证证据。

随着信息技术、网络技术的广泛应用,产品和服务同质化的趋势不断增强,组织间的竞争日益加剧,以客户为中心,为客户提供个性化的产品和服务,不断进行服务创新,提高客户的满意度和忠诚度为主要目标的客户关系管理(customer relationship management,CRM)正逐渐成为组织增强核心竞争力的重要手段。CRM认为顾客是组织一切经营活动的起点和归宿。只有首先掌握客户的实际需求,加强与客户的关系,有效挖掘和管理客户资源,才能获得市场竞争优势,在激烈的竞争中立于不败之地。

市场能力的价值性在于它可以使组织及时获得市场信息,从而可以向顾客提供所需的产品,在满足顾客需求的过程中实现自身价值,并从中获利而实现组织的生存发展。市场能力的价值性不仅仅体现在其自身与市场及顾客的价值能量的交换过程中,还体现在它能够使组织其他能力在满足顾客需求的过程中获得市场的检验,从而使其他能力实现自身的价值。市场能力往往有助于提高顾客满意度,而顾客满意会对组织赢利性产生影响。例如,对顾客需求的快速而有效的反应可以为组织提供先行者优势。价值是一个立足于需求的概念,是最终产品的顾客决定着能力的价值。换句话说,某种能力的效用或价值取决于其满足特定顾客需求的潜能。在竞争中,只有在价值和成本之间所产生的差额大于竞争对手的差额时,能力才具有价值。顾客价值是顾客从产品或服务中所获得的与顾客为此而付出的代价之间的一种权衡。市场能力只有在有助于创造和交付优异的顾客价值时,才能对组织绩效产生影响。换句话说,市场能力首先对顾客价值产生影响,并通过顾客价值对组织绩效产生影响。

由于医院的大部分服务都是在医务人员与患者之间交互进行的,具有先进知识和高超技能的医务人员可以向患者提供高质量的服务,并可获得较高的患者满意度。那些得到满意服务的患者在感染疾病时会首先想到去该医院治疗,他们将可能成为医院的忠实顾客,并通过继续购买医院的服务给医院工作以最大的支持。患者对医院的忠诚度越高,医院与患者之间的关系越稳定,就越可以促进医院服务的改进和医院绩效的提高(Harter,Schmidt,Hayes,2002)。市场能力有助于医院理解顾客需求、发现新市场,帮助医院更为及时地改进服务流程,从而准确地抓住市场上出现的各种机会。基于上述逻辑,医院的市场能力可以帮助医院满足客户需求,在提高患者满意度的基础上,提高患者的忠诚度,从而推进医院的发展壮大,所以市场能力是医院的异质资源。基于资源的观点,因此有:

假设4:市场能力对组织绩效存在正向影响。

能力可以分为互补型和支撑型能力。互补型能力是指可以相互弥补各自的不足,形成"1+1>2"的效果的能力;而支撑型能力则是具有相同功能的能力(Wernerfelt,1984)。技术能力与市场能力是两种不同性质的能力。其中,技术能力是指组织开发与设计新产品和新流程的能力,以及以独特方式整合关于物质世界的知识的能力,包括技术诀窍、方法、程序、经验和实体设备等理论与实践知识以及组织的异质技术资产,主要与产品技术、过程技术、设计技术和信息技术有关;市场能力是指建立在对顾客的现实和潜在需求及其影响因素的深刻理解基础之上的,包括顾客需求、营销渠道和有关竞争对手的知识与能力等。在某种程度上,这种能力与组织的市场导向关系十分密切,因此技术能力和市场能力是互补型而非支撑型。技术能力和市场能力能够相互弥补

各自不足,并且可以从已有的资源中产生新的应用(Teece et al.,
1997)。

医院资源有限,有时两种能力难以同时发展,此时一种能力
的发展可以弥补另一种能力的不足。如大医院由于具有技术优
势而在市场开发上投入较少,通过技术能力创造市场需求;而小
医院则相反,因其技术能力较弱,且技术能力难以一时提高,因此
比较注重市场能力的开发,通过和客户搞好关系来稳定自己的市
场。因此有:

假设5:医院的技术能力和市场能力对组织绩效存在正向交
互作用。

3.3.3 知识共享对组织能力影响的比较分析

3.3.3.1 内部效应比较

根据心理学中的理性行为理论(theory of reasonal action)和行
为规划理论(theory of planed behavior),组织的行为是理性的、行
动是可控的,组织的行动受到其行为意图的支配。组织学习的效
果受到知识接受者学习意愿和吸收能力的影响(Cummings,Teng,
2003)。学习意愿是组织主动进行学习的愿望,它决定了知识接
受方在搜寻和获取外部知识的过程中的努力程度。如果知识接
受方在联盟知识共享过程中的意图是学习对方先进的技术知识
或市场知识,那么它就会采取措施努力去搜寻组织所需要的知
识,并关注知识转移方的知识转移。因而学习意愿是知识接受方
在知识共享过程中所产生的自我激励。在影响吸收能力的因素
方面,张龙等(2003)总结了国外学者关于吸收能力的影响因素,
认为个人能力、知识基础、努力程度、整合能力等是影响吸收能力
的重要因素。由于医疗服务中的许多知识是隐性知识,它深深植
根于医务人员的头脑中,这些知识是否得到共享,知识接受方很
难用契约加以规范(Szulanski,1996)。因此,知识接受方只有具有
较强的学习意愿才会主动接近知识提供方,并努力吸收其先进的

技术,从而使得医疗服务中隐性知识的共享成为可能(Grant,1996)。

对于上级医院来说,由于其相对于下级医院具有技术优势,并且其从下级医院获得的技术知识一般为显性知识,而下级医院的显性知识对于具有较高技术水平的上级医院来说其价值相对较低,因此上级医院参与合作的目的除了完成政府指派的帮助下级医院解决疑难问题和进行人员培训外,还想通过合作充分发挥自身冗余资源的作用,为医院带来更大的经济效益和社会效益。此外,上级医院还可以从下级医院获取更多的市场知识以提高自身的市场能力。当上级医院的合作意图是获取市场知识时,上级医院就会加大对基层患者需求的了解,并根据自身的实际情况开展特色服务,以提高自身的市场能力(Ryu et al.,2003)。

对于下级医院来说,由于其相对于上级医院具有技术劣势,因此其参与合作的主要目的就是获得上级医院的技术知识,通过提升自身的技术能力改善组织绩效。这样,下级医院将加大对上级医院技术知识的吸收力度,努力提高自身的技术水平。通过医院之间的合作,下级医院可以获取自身学习难以得到的上级医院的技术知识,而上级医院的知识积累较丰富,获取知识的途径也较多,下级医院的技术知识对上级医院具有较低的价值(Nonaka,1994),而下级医院在技术能力较弱的情况下依靠其市场能力能够生存,说明下级医院的市场开发能力有可供上级医院借鉴之处。因此有:

假设6a:对上级医院而言,联盟知识共享对技术能力的影响要小于知识共享对市场能力的影响。

假设6b:对下级医院而言,联盟知识共享对技术能力的影响要大于知识共享对市场能力的影响。

3.3.3.2 外部效应比较

医院技术能力或市场能力的提升源于医院对相关知识的整合和创造,隐性知识比显性知识更宝贵、更能创造价值(Nonaka,

1994),隐性知识对两种能力提升的影响要胜过显性知识的影响。由于隐性知识具有难言性、对载体的依附性、亲身体验性、经验性、垄断性与文化性等特点,依赖于个体的经验、直觉洞察力,深藏于个体的价值观念和心智模式之中,植根于行为本身,附着在经验化的技能之中(Polanyi,1966),所以不通过联盟下级医院很难接触和获得上级医院相关的隐性知识。联盟知识共享增强了不同层级医院之间的联系,密切了双方的关系,使得上级医院有机会深入了解下级医院的技术知识和市场知识,但下级医院的技术知识相对匮乏,且多为显性知识,显性知识对技术能力相对较高的上级医院能力提升的影响较小(Grant,1996),因此上级医院从下级医院获取的更多的是市场知识。另外,通过与上级医院的密切接触,下级医院可以有机会获取上级医院的技术知识和市场知识。由于下级医院资源有限,难以使两种能力同时得到较大提高,又由于下级医院的服务具有地域性,有着相对固定的服务人群,因此开发市场的任务并不十分迫切。在医疗技术快速发展的今天,下级医院急需通过技术能力的提升来稳定自己的市场,因此下级医院更希望获取上级医院的技术知识。在这种动机驱动下,医院将加大对对方相应知识的获取力度,因此有:

假设7a:联盟知识共享对上级医院技术能力的影响要小于知识共享对下级医院技术能力的影响。

假设7b:联盟知识共享对上级医院市场能力的影响要大于知识共享对下级医院市场能力的影响。

3.3.4 契约控制的调节效应分析

联盟控制方式的作用是随着联盟关系的发展而不断演化的(Jap,Ganesan,2000)。在联盟初期,由于联盟双方之间相互缺乏了解和信任基础,因此联盟成员之间一般只能依靠正式法律契约来维持联盟关系和保护自身利益。由于契约规定了双方在联盟中的权利和义务,同时也给予了合作伙伴在对方实施投机行为时依靠第三方力量(法律、国家的力量)保护自身利益的权力(Dyer,

1997)。为了防止对方对联盟投入低质和无效的资产,保证对方提供高质量的产品和服务,合作者将会求助于签订比较清晰完备的契约来对这些资产、产品和服务进行具体详尽的规定,并制定相应的激励和惩罚机制来激励对方进行高效、足够的投入。Gualti(1999)指出当合作者对联盟伙伴的投入程度没有把握时,就可能通过事前的契约规定,将双方的责任和义务规定清楚,建立合理的退出机制,防止联盟无法达到预期目的时产生过多的争议,保证双方可以容易地退出合作领域,避免进一步的损失。契约控制对于保护组织实物资产和隐性资产的安全最为直接有效。Luo(2002)认为契约控制可以提高交易的效率、防范机会主义行为的发生等。

对于医院联盟而言,联盟双方之间的核心问题是隐性知识的交流和转移问题。而根据知识管理和组织学习理论,隐性知识是决定组织竞争优势的根本因素。为了防范医院间知识共享过程中潜在的机会主义行为风险,因此有必要采取一定的契约控制(既包括行为控制,也包括结果控制),从而事先对联盟各方的行为和结果进行规定和约束(Lee,Cavusgil,2006)。具体来说,契约控制既包括事前的规则、制度的制定,通过建立适当的激励制度,改变成员的利益函数,从而达到防患于未然的目的,也包括通过事后的结果测度,并根据相应的规则和制度或双方的合理预期,来奖励或惩罚联盟者的行为,并决定下一步的联盟方式和规则(Das,Teng,1998)。因此,针对医院联盟隐性知识转移过程中的机会主义行为,采取一定的契约控制就可以有效地降低联盟各方投机行为发生的概率,降低医院间知识交流的风险。换句话说,当医院联盟过程中采取了一定程度的契约控制时,联盟目标、各方的权利和义务就得到了更为明确的界定,与联盟目标相违背的行为将受到严厉的惩罚并受到禁止。

技术知识是一种系统化知识,它可以应用于产品的制造过程或为消费者提供服务。技术知识共享是一种沟通过程,技术知识的拥有方以演讲或其他行为形式提供知识,技术知识的获取方以模仿等方式来认同、理解这些知识。为了防止联盟组织间技术知识共享不足,联盟者将会制定尽可能完备的契约来规定联盟中知识提供方的知识提供方式和过程,保证己方的利益。这些措施都有效防范了投机行为的发生,提高了联盟关系管理过程中的公平性,从而最终保证联盟关系的稳定和发展。契约控制为联盟中的知识转移提供了一个明确的框架,清晰地规定了双方的权利义务、利益分配以及冲突解决等一系列联盟中最为关键的联盟问题(Luo,2002)。这种规定不仅能够保障联盟的顺利运作,而且这种规定还有利于联盟双方避免因为彼此理解不一致而导致的误会、冲突或争执,有助于培养双方良好的联盟关系,建立起善意的信任,提高隐性知识转移、实现创新的效率。

由于上级医院对下级医院具有技术帮扶的责任和义务,无论合作是政府还是市场力量的驱动,契约对上级医院的责任和义务规定得越详细,上级医院对下级医院帮扶的责任和义务越重,上级医院技术力量的付出就越大(如派技术骨干到下级医院长期坐诊),从而影响上级医院的技术能力和对医疗技术的吸收能力。共享同样的知识,契约控制越强,上级医院技术能力的提升就会越低。此外,在经济转型时期,下级医院技术力量较差,使得生存与发展受到严重威胁。为改变不利的竞争局面,下级医院具有强烈的学习愿望,并将充分利用医院间合作这一技术平台强化对上级医院技术知识的学习和获取。由于契约一般规定通过合作下级医院要达到的技术标准,这既对上级医院向下级医院进行知识转移是一个促进,也对下级医院向上级医院学习技术知识是一种激励。共享同样的知识,契约控制越强,下级从上级医院获取技术知识的努力程度也会越高,从而获取的知识也会越多。如果没有详细的契约,上级医院是不愿向下级医院传授技术知识的,下级医院要想获得有关知识就要讨价还价,从而增大交易成本。因此市场化的交易行为所导致的交易成本的大小在很大程度上取决于契约法是否完善(Peng,2003)。没有这些正式的法律体系来管理交易行为,机会主义和道德风险就会大量存在。因此有:

假设8a: 契约控制负向调节知识共享与上级医院技术能力之间的关系。

假设8b: 契约控制正向调节知识共享与下级医院技术能力之间的关系。

与技术知识相比,市场知识更多地涉及显性知识。与隐性知识相比,显性知识主要是指以文字、图像、符号等规范语言表达,可以印刷或以数据库等方式记载,供人们交流的结构化知识。因此,显性知识更加容易在人与人之间广泛传递、理解、交流和普及;同时显性知识是一种客观知识,是有序的、线性的、规范的理性化和系统化的知识(Nonaka,1994)。联盟中市场知识共享的目标和内容一般更为明确清晰,联盟各方在合作过程中各方的行为或努力程度都相对容易识别,合作结果也相对容易测量,而这些特征正好符合了契约控制的要求(Luo,2002)。通过契约,可以明确地规定联盟双方各自的责任,以及完成这些任务的方式,并对违反联盟目标的行为事先规定明确的惩罚措施,因此契约通过这种事先建立的威慑机制,使得联盟各方在合作过程中有章可循,行为更加清晰明确,从而有利于营销目标的顺利实现。

在经济转型时期,医疗服务市场是医院生存的基础,而医院所拥有的市场资源却往往十分有限(例如,新型农村合作医疗通过起付线设置的差异和报销比例的差异限制患者向上流动,使上级医院病源大大减少)。面对激烈的市场竞争,医院经常会感觉到自身市场资源的缺乏和市场能力的不足,保护已有的市场资源并开发新的服务市场就成为医院经营战略。因此,利用冗余的技术资源换取下级医院的市场资源便成为上级医院的一个主要合作动机。作为合作条件,上级医院往往要求用契约明确下级医院所应承担的责任与义务,即下级医院必须向上级医院提供基层群众的医疗需求信息、向上级医院转诊病人以及向上级医院开放市场等,这对于上级医院为患者提供适销对路的服务,提高自身的市场能力具有重要意义。在共享同样知识的情况下,契约制定得越详细,上级医院从下级医院获得的市场信息就会越多,其市场能力提升的幅度也就越大。

由于下级医院主要负责社区常见病的预防与治疗,因此其具有相对稳定的服务人群。医院间合作的主要目的就是提高技术水平,更好地满足人民群众对医疗质量日益增长的需求,从而保持服务人群和服务市场的稳定。合作契约往往规定下级医院必须开放部分服务市场以换取上级医院的技术帮助。由于下级医院在技术上对上级医院有较强的依赖性,所以下级医院一般会按照协议约定向上级医院转移市场知识和开放服务市场。在共享同样知识的情况下,契约控制越强,下级医院向上级医院提供的市场资源越多,从而缩小了下级医院的市场空间并负向影响其市场能力的提升。因此有:

假设9*a*:契约控制正向调节知识共享与上级医院市场能力之间的关系。

假设9*b*:契约控制负向调节知识共享与下级医院市场能力之间的关系。

3.3.5 关系控制的调节效应分析

无论规定多么详细,契约都不可能事先预见未来发生的所有可能和变化(Das,Teng,1998)。同时,联盟各方在每一次出现新的问题或变化时都重新谈判和修订契约也是不现实的。即使有可能这样做,但重新签约所导致的高额成本,尤其是时间成本,也往往得不偿失。随着联盟双方交往的不断增多,合作双方之间的相互了解也在不断深入,此时,具体参与联盟合作的相关人员通过交往会形成一定的信任关系,信任控制方式将逐步在合作中发挥重要作用。

由于不同层级的医院能力差异较大,因此医院联盟存在着由联盟伙伴能力不足所导致的联盟目标不能实现的风险。在这种情况下,关系控制可以通过两个途径来降低风险:一是可以在合作过程中通过不断沟通和协调,根据联盟成员自身情况调整联盟的目标,使其更为切实可行(Das,Teng,2001);二是关系控制强调在信任基础上的信息交流和共享,提倡不局限于联盟契约参与对方的管理决策,为对方提供所需要的帮助,这些措施会有助于弥补联盟伙伴在能力上的不足(Gulati,1998)。

在联盟知识共享过程中,信任可以使联盟成员间减少不必要的契约安排,从而减少资源和精力的浪费,使上级医院更加专注于知识转移,下级医院更加专注于组织学习。同时,信任可使上级医院消除对技术知识的自我保护意识,不必防备下级医院的机会主义行为。尽管信任中隐含着风险,但是信任可以降低上级医院对风险的预期,从而激发其进行有效的知识转移。

随着双方关系的加强,双方就会致力于能够对整个关系而不是只给某一方带来收益的改进。这样当下级医院遇到困难时,上级医院就会积极主动地帮助下级医院,如派技术骨干到下级医院会诊或定期坐诊。由于不同层级医院技术差异较大,下级医院的技术难题可能就是上级医院的一般性问题,因此上级医院从合作中学到的技术知识较少。这样,共享同样的知识,越是采用关系控制,上级医院对合作付出人力、物力就越多,从而影响上级医院技术能力的提升。

由于医疗技术的提高是一个漫长的过程,不仅要求知识学习方必须具备一定的知识基础,而且要求学习方付出一定的人力和时间。由于下级医院的服务市场有限,付出高代价学到的技术知识,因地域和病源限制而缺乏必要的市场,难以发挥医疗技术和医疗设备应有的作用,造成自身的资源浪费。信任控制鼓励双方共同解决联盟中出现的问题(Uzzi,1997),这有助于增加医院的新知识,减少技术学习和技术应用过程中的不确定性,提高医院的技术水平。此外,共同解决问题提供了更多的“干中学”的机会以及反馈的及时性和直接性,从而能够更加有效地实现隐性知识转移。

通过合作,下级医院主要是提高日常疾病的诊疗水平。由于隐性知识的交流难以用契约规范,因此关系控制有利于双方隐性知识的交流。但是由于下级医院的技术能力较差,上级医院的隐性知识难以被下级医院所吸收。所以随着合作关系的加强,下级医院遇有技术难题就会积极地寻求上级医院的帮助,或者将病人往上转诊,或者请上级医院派人到下面坐诊。当这种要求容易得到满足时,下级医院因技术能力不足就会降低学习先进技术知识的努力,从而减少了不同层级医院之间实际技术交流的机会。此外,在上下级医院关系密切的情况下,下级医院因资源约束将会降低对技术的投入,把一些技术难题外包给具有密切关系的上级医院,从而达到降低成本、提高效率和效益,增强医院核心能力的目的。虽然关系控制同样会促进显性知识的交流,但由于合作目标没有契约控制明确,因此在关系控制下,显性知识的交流缺乏系统,从而影响技术能力的提升。而隐性知识共享的实现始于拥有者的传授活动,止于接受者的消化吸收过程。Cohen(1990)认为,识别新知识和信息价值以及吸收和利用这些知识和信息的能力都是组织学习和创新的关键因素。因此,接受者的吸收能力是直接影响隐性知识共享的决定性因素(Cummings,Teng,2003)。由于下级医院技术能力较弱,因此上级医院的隐性知识难以被下级所吸收。这样,共享同样的知识,越是采用关系控制,下级医院对上级医院的技术依赖越重,从而影响自身技术能力的提升。因此有:

假设10:关系控制负向调节联盟知识共享与医院技术能力之间的关系。

关系控制可以增进双方的理解和沟通,培养双方形成共同的价值取向,从而降低战略上的不匹配。Kirsch 和 Laurie(1996)认为关系控制最重要的作用就是通过建立共同的文化和价值观来消除双方在目标偏好以及战略方面的差异。另外,在关系控制的框架下,通过合作双方各个层次人员的经常沟通能够培养较为和谐的个人关系,使得联盟双方更熟悉对方组织在管理运作上的特点以及双方的差异,有助于消除双方在人员、管理以及运作方面的不匹配。

在高度信任的关系中,人们更加愿意参与社会交换和合作性

交往。信任和相互认可使得双方更可能共享有价值信息,提供的
信息也更可能被组织考虑和作为行动的基础(Uzzi,1997)。由于
组织隐性知识被普遍认可为组织竞争优势的重要来源,因此除非
被学习组织相信学习组织的学习不会对自己造成危害甚至还能
给自己带来回报,否则该组织不可能提供可用于目标组织学习的
知识,也不可能提供知识转移上的帮助。对学习组织来说,外部
获取的知识大多是作为组织重建核心竞争能力和提高组织竞争
优势的重要途径(Cohen,1990),因此,外部知识源所提供知识的
可靠性和稳定性是学习组织进行外部知识获取时所要考虑的。
对被学习组织的信任则代表了其相信被学习组织能够提供有价
值的、真实的信息,在知识转移中也能够提供有效的帮助,从而提
高了其学习的动机。而且,基于互惠和信任的关系降低了组织耗
费在协议监督和谈判上的时间(Dyer,Singh,1998)。在其他状况
相同的情形下,减少耗费在谈判和监督上的时间意味着有更多
的时间投入到信息处理和交换中去。通过降低冲突和检验知识
有效性的需要,信任使得知识转移成本更低(Zaheer et al.,
1998)。

从联盟中获取知识要求组织必须具备一定的对外部知识的
理解、吸收、转化和应用能力。组织的知识积累是培育组织学习
能力的有效途径(Kim,1998)。组织学习能力的提高,更有利于对
外部获取的知识的吸收、转化和应用。组织的知识基础能够促进
组织对这些新知识的理解、转化和应用(Zahra,2002)。为了能够
充分消化吸收从外部获取的知识资源,组织需要增强知识积累,
提高吸收能力,把从联盟中获取的知识转化为组织能够掌握和应
用的知识,成功地把这些知识资源整合到组织能力的构建中去。
如果组织没有足够的知识基础作支撑,将难以消化吸收这些外部
获取的知识,难以把这些知识转化为组织的资源,难以充分利用
这些从联盟中获取的知识资源。

医院的市场信息主要表现为医患之间的需求信息、市场开拓
和服务产品推广等显性知识。与其他实物性资产相比,知识和信

息资源一般都是无形和难以准确测量的,因此正式的契约往往难以实现联盟各方之间有效知识转移交换。通常,上下级医院均具有一定的市场知识,并且市场知识较技术知识更易交流,这使得双方市场信息的交流具备了一定的知识基础。关系控制有助于提高医院在联盟中知识共享的意愿。信任关系的存在使得联盟成员更愿意进行彼此间的交流并向对方展示自己的工作模式或者技能,以便更深入地相互了解并帮助联盟伙伴。特别是对我国医院来说,通过关系控制,联盟各方可以建立良好的关系。因此,联盟各方不仅彼此间信任,而且愿意互相帮助,这将非常有利于联盟各方通过观察、模仿和共享工作经验来学习和运用彼此的隐性知识。

上下级医院之间关系良好,下级医院就会积极向上级医院介绍医疗服务信息,主动对上级医院的业务范围、诊疗水平进行宣传,并积极向上级医院提供病员,这对于上级医院充分了解患者对医疗服务价格和服务质量的需求,建立与维持持久的医患关系,并根据实际情况对医院进行市场定位具有重要意义。

上下级医院之间关系良好,上级医院就会把下级医院存在的问题当做自身的问题,并把有益于对方的信息及时提供给对方,主动对下级医院的业务范围、诊疗水平进行宣传,并积极向下级医院提供转诊,使得下级医院可以及时获取上级医院的医疗服务信息,对医疗技术发展以及患者需求有较为清楚的把握,这对于下级医院改善医患关系,提高市场能力具有重要影响。

关系控制提高了联盟各方对市场的反应速度。为医院积极应对日益激烈的市场竞争,更快更好地为消费者提供个性化、定制化的创新产品创造了条件。在共享同样知识的情况下,关系控制越强,越有利于上级医院/下级医院市场能力的提升。因此有:

假设11:关系控制正向调节联盟知识共享与医院市场能力之间的关系。

3.4 本章小结

本章在前一章文献综述的基础上,进一步提出了一个详细的概念模型,用于分析医院联盟中知识共享、组织能力、联盟控制和组织绩效之间的内在关系。根据概念模型提出了以下研究假设(见表3-1),并详细解释了这些研究假设成立的理由。

表3-1 研究假设的归纳

研究假设	内 容
假设1	联盟知识共享对医院技术能力存在正向影响
假设2	联盟知识共享对医院市场能力存在正向影响
假设3	技术能力对组织绩效存在正向影响
假设4	市场能力对组织绩效存在正向影响
假设5	技术能力和市场能力对组织绩效存在正向交互作用
假设6a	对上级医院而言,联盟知识共享对技术能力的影响要小于知识共享对市场能力的影响
假设6b	对下级医院而言,联盟知识共享对技术能力的影响要大于知识共享对市场能力的影响
假设7a	联盟知识共享对上级医院技术能力的影响要小于知识共享对下级医院技术能力的影响
假设7b	联盟知识共享对上级医院市场能力的影响要大于知识共享对下级医院市场能力的影响
假设8a	契约控制负向调节知识共享与上级医院技术能力之间的关系
假设8b	契约控制正向调节知识共享与下级医院技术能力之间的关系
假设9a	契约控制正向调节知识共享与上级医院市场能力之间的关系
假设9b	契约控制负向调节知识共享与下级医院市场能力之间的关系
假设10	关系控制负向调节联盟知识共享与医院技术能力之间的关系
假设11	关系控制正向调节联盟知识共享与医院市场能力之间的关系

4 研究方法

为了检验所提出的各项研究假设,本章首先对研究对象的样本选取和数据收集情况做出说明;然后介绍本书所选取的因素测度指标及其问卷设计,这些因素的测度指标主要是参考了以往学者的研究成果和经验,同时综合我们所研究对象的特点及研究过程的特殊性提出来的;本章最后简单介绍了实证研究的统计方法。

4.1 数据收集

4.1.1 调查背景

本书研究致力于在理论和实践的结合上发现、分析和解决经济转型时期我国医院知识管理中的一些重要问题,其主要目标是探索更加符合我国社会主义市场经济特点的管理理论,特别是知识对医院战略和创新方面的影响,以更好地为我国医院提供管理决策依据,以及为政府制定相关政策提供参考和借鉴。通过前期的文献检索、理论准备以及专家调研,课题组设计了针对医院战略、创新以及知识、合作等方面的调研问卷。调查问卷共分五个部分:第一部分为医院的基本信息;第二部分为医疗机构合作信息;第三部分为医院内部管理信息;第四部分为医院对患者的认知信息;第五部分为患者反馈信息。这里主要涉及到调查问卷的第一、二、三部分内容。

4.1.2 问卷设计及样本选择

在问卷的设计方面,我们在变量的选取和指标的确定上主要参考了国外的研究文献,并结合我国医院的实际情况进行了调整。特别是在我们的项目中有一位医院管理者的参与,这保证了我们问卷设计在医院的适应性。在问卷整体的排列组合、问题的提法、答案的方式上我们也依据以往的经验进行了仔细的考虑。为了确保较高的问卷回收率,我们采取了以下措施。第一,问卷是结构化的。由于问卷涉及到了医院的基本信息、合作信息、内部管理信息、患者认知信息和患者反馈信息五个部分,我们在问卷的制作上也依据这几个部分分别装订成不同的问卷,以方便同一医院中不同的被访者填写。同时,问卷设计将不同类型的问题归为大类和小类,便于问卷填写人思考问题。第二,为了保证被访者对问卷中的调研问题的准确理解,我们一方面在问卷中提供了相应的解释,另一方面对调研小组成员进行了相应的培训,使他们能够对被调查者提出的问题做出明确回答,向被调查者全面解释应该如何填写这份问卷,并向他们说明答卷是保密的。做好这些事前的工作,可以加强我们同被调查者之间的沟通和理解。

本次调研以山西、陕西、山东、河南 4 省共 250 家医院为对象,针对医院之间的合作、医院内部管理和医院与患者关系进行问卷调查。本次问卷调查工作主要是由西安交通大学管理学院的部分教师、博士生和硕士生完成的。调查结束后,课题组根据回收的有效问卷建立了数据库,为课题组成员提供了实证分析所需要的数据。为了消除由区域文化和经济差异所导致的系统性偏差,我们在调研中选择了分布在中国中部、西部以及发达的东部沿海地区的医院。其中山东属于中国东部发达地区,山西和河南属于中国中部地区,陕西属于中国西部地区。

我们按以下程序确定了本次调研的范围:我们要求当地卫生局提供当地规模和影响最大的五家医院,这些医院构成了我们调研的第一个层次。在我们对这些医院调研的过程中,要求每家医院提供 3~5 家比他们层次低的合作医院,这些医院构成了调研的第二个层次。在对第二个层次医院调研过程中,要求每家医院再提供 3~5 家比他们层次低的合作医院,这些医院构成了我们调研的第三个层次。整个调研的层次如图 4-1 所示。这样一来，我们的调研过程实际上是一个启发式的过程，在最初并不能够完全确定调研的对象和数量，只有在调研完成后，才能对调研对象与调研结果有一个完全的了解。

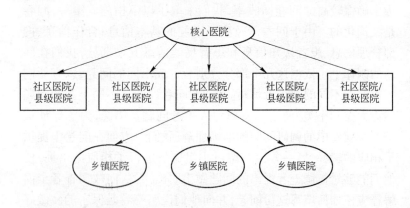

图 4-1 医院调研对象的确定

4.1.3 调研过程

调研过程分为预调研、调研准备、正式调研和结果整理四个部分。

在问卷初步设计完成之后，课题组主要在陕西省选取了 5 家医院进行问卷预调研。进行试点调查有两个目的：一是确保问卷更加适合我国医院的特点，能够更加全面地反映出医院管理和医院间合作的现状，以使问卷的结构和内容能够涵盖课题组成员所研究的各种问题；二是为了在大规模的调查展开之前能够尽量消除调查方法和文字表述等方面存在的疏漏，使调查结果更为准确。

每一家试点医院的调查都由经过西安交大管理学院培训的若干调查人员进行，调查人员先与医院的院长（或副院长）及以上的高层管理人员进行 1~2 小时的访谈，在调查人员的讲解下，被访者亲自填写问卷的各项内容，并对问卷中的问题以及问卷本身的设计提出建议。预调研所取得的数据被排除在最终的调研范围之外,所得到的数据也不录入最后的数据库。

我们根据定稿后的问卷对调研人员进行了集中培训,培训的内容包括详细介绍调研目的和理论模型,问卷中每个问题的含义,调研当中的技巧和基本流程,调研的组织方式和主要的联系人等。根据各地的调研对象的数量,在调研所涉及的各省以及直辖市派驻了3~4名调研员展开正式调研工作。调研的基本程序是按照图4-1所示的过程来进行的。

在完成以上工作后,课题组于2006年11月~2007年4月进行了正式调研。在对每个医院进行调研以前,我方的联系人首先电话询问该医院的主要负责人是否有时间和兴趣参与本次调研。在得到对方的同意后约定访谈时间。我方的调研员按照约定的时间到该医院进行调研。调查开始前,先向对方说明此次调查的目的和方式,同时做出保密申明,然后调查人员对问卷中的有关问题进行解释,并请负责人安排不同的人员填写各部分问卷。每份问卷的完成过程都是在调研员的指导下进行的。整个问卷的调研耗时1小时左右。调查对象主要是医院的院长、副院长、市场部门负责人、办公室负责人和患者。在调研时遵循以下标准:(1)在访问人指导下,由被访者当场填写;(2)填满率低于95%的问卷为无效问卷;(3)请填写人按照第一反应填写;(4)问卷中连续出现相同回答的,视为无效问卷。特别要强调的是,在合作部分我们要求合作双方都对合作进行评价,因此合作部分的文件是配对的。

在完成调研后,我们首先对问卷进行了整理编号,然后按照预先设计的数据结构,组织人员将合格的问卷输入电脑形成数据库。为了验证问卷中的问题的有效性,我们按照吴明隆(2000)的建议,对问卷的效度进行了分析。具体的做法是将每个有效样本包含的所有问题的得分进行加总,求出每个样本的总分,然后按照总分进行排序,将分数最高27%的样本作为高分组,将分数最低27%的样本作为低分组,然后针对每个问题求出其在高分组和低分组的平均分,最后对每个问题在高分组和低分组的平均分作T检验,如果两者间有显著的差异,则说明这个问题是有效的,如果T检验的结果表明,两个平均数间没有显著差异,则说明这个问题是无效的。我们的检验结果表明,问卷中的所有问题都是有区分度的。

4.1.4 样本的基本特征

按照我们的启发式调研方法,由山西、陕西、山东、河南4省共250家医院构成了我们的调研对象,其中有216家医院提供了相关的调研信息。在这216家医院中,有26家医院因为提供的信息不全,或者没有提供合作部分而被排除在最后的有效样本之外,最后的有效样本数为190份。整个调研中问卷的回答率为86.4%,问卷有效率为87.9%。与国外的同类调研相比,这个比例是比较高的。主要原因是我国医院与卫生局之间的联系紧密,借助于政府背景,被调研医院就能够比较好地配合我们。另外,在我国社会关系因素非常重要,调研联系人通过各种社会关系与调研对象的接触,就能获得比较好的调研效果。这是国外调研与国内调研的一个重要区别。此外,我们还承诺将调研的结果及时形成研究报告反馈给被调研组织,这也提高了调研问卷的回收率。各省份有效问卷的数量及所占比例如表4-1所示。

表4-1 有效问卷的地区分布及所占比例

序 号	省 份	有效问卷数量	所占比例/%
1	陕西	58	31
2	河南	25	13
3	山西	74	39
4	山东	33	17
合 计		190	100

调查结果显示,所调查的医院以国有和集体医院为主,这也符合当前我国医疗服务主要由国有医院提供的事实。另

外,从被调查医院的员工数量、收入和床位数上也可以看出,调查的医院以中小医院为主,这也符合当前我国医院设置的实际情况。

需要强调的一点是:虽然最初我们设想通过"三级"延伸的启发式方法进行调研,但是在调研实施的过程中,我们发现医院之间的合作大部分发生在城市医院与社区医院和县医院与乡镇医院之间。因此我们最后的调研结果主要反映了这两类医院合作的情况(见表4-2)。

表4-2 被调查医院的特征描述

特　　　征	比例/%
1. 医院的所有权形式	
国有	61.1
集体	36.3
其他	2.6
2. 员工数量/人	
≤50	57.4
51～200	17.9
201～500	13.7
501～1000	6.8
>1000	4.2
3. 医院类型	
城市医院	8.6
县医院	14.4
社区医院	29.2
乡镇医院	38.8
4. 医院收入/百万元	
0～1	58.4
1～10	23.7
10～50	11.6
>50	6.3
5. 床位数/个	
1～50	66.3
50～100	6.3
101～200	11.6
>201	16.8

4.2 变量的度量

4.2.1 度量指标选择的基本原则

研究所涉及变量的度量指标设计是实证研究当中最关键的问题之一。度量指标的设计好坏,在很大程度上决定了统计分析结果的可靠性和有效性。为此,在设计因素的度量指标时,我们遵循以下程序:

首先,我们通过文献检索查找已经被前人使用过,并被证明是有效的度量指标;

其次,如果不能找到恰当的指标,那么我们就根据现有文献中的对该因素的讨论,归纳出该因素的主要特征,作为度量指标;

再次,考虑到大多数的指标均来自英文论文,我们在不改变问题原意的前提下,在翻译上对问题的提法和陈述方式进行了一定的调整,以使得我们的问卷在文法上更加符合中国人的阅读习惯;

最后,大多数的英文论文往往是针对外国环境进行分析的,反映了外国的情况。由于中国的实际环境和外国很不相同,为此一方面我们尽可能选择针对中国环境研究的外文论文,从中发现和选取调研问题。

另一方面,如果不能找到能够与中国环境相匹配的问题,则对外国环境中的度量指标进行一定的修改,使之符合中国的环境。

以下针对研究当中的每个因素,说明我们选择的度量指标及其依据。

4.2.2 因素的度量指标选择及其依据

医院联盟知识共享、医院绩效、技术能力与市场能力,以及契约控制与关系控制,在选择恰当的度量指标方面具有两个特点:第一,它们都是一个程度的概念,例如知识共享的多少,契约控制与关系控制的高低等都不是有或无的概念,而是一个定序的、程度的概念;第二,这些因素的度量,都很难通过定量的数据来表达,因此很难通过定量的、客观数据来衡量,而只能通过定性的主观判断来衡量。综合以上两方面的特点,我们用李克特(Likert)5 点计分的方法来度量这些因素。问卷要求回答者按"1~5"之间的数字来衡量特定问题的表示的判断与医院或是联盟自身情况的吻合程度,1 表示最不相同,而 5 表示最相同,2~4 则表示中间状态。

4.2.2.1 组织绩效的度量

组织与其他组织建立知识联盟的目的在于获得组织绩效,从而赢得竞争优势。所以,联盟伙伴必须对合作关系的效果做出评价,确认付出的代价和取得的效果。绩效本质上仍反映了一种整体的概念,代表了组织经营的最终结果,其效果评价是组织各方决策的关键。医院作为非营利性的社会公益性单位,应该以社会效益为导向,同时兼顾经济效益。医院讲经济效益并不是一味地追求业务收入,而应在保证社会效益的前提下,在生产和消费过程中,确保服务质量,降低成本和消耗,合理使用资源,实现投入产出的经济补偿,达到"服务病人、合理补偿、发展实业"的工作目标。Harris 和 Ogbonna(2001)对绩效的度量包括:顾客满意度、销售增长率、市场份额、竞争优势和销售量。Li 和 Benton(1996)认为,医院绩效应从组织内部和外部对成本和服务质量进行考核。本书主要采纳 Li 和 Benton(1996)的观点,提出从财务绩效和非财务绩效两个方面作为测量医院绩效的维度。财务绩效是反映知识共享活动财务效果的一种度量,我们从以下两个问题进行数据收集:(1)我们医院的总收入有很大增加;(2)我们医院的财务状况(资产收益率)得到很大改善。非财务绩效是反映知识共享活动对医院服务水平产生影响的一种度量,我们从以下两个问题进行数据收集:(1)我们医院提供的医疗技术和服务质量有了很大提高;(2)我们医院的患者满意度得到了很大改善。每个指标都是由"完全不符合"到"完全符合"5 个划分刻度打分构成的。

4.2.2.2 联盟知识共享的度量

医院联盟知识共享是医院知识或信息的转移或传播。联盟潜在的形成了一个在不同组织之间共享联盟知识和公司专有知识的渠道(Yannis,Ioanna,2004)。知识可以分为显性知识和隐性知识(Polanyi,1966),显性知识能够以符号或文档形式存在,如病历、诊疗报告等;隐性知识只能意会而难以言传,如技能、诀窍等。本书参考了 Lee(2001)对信息系统外包中知识共享的测量指标,将医院中显性知识的共享用5个指标来测量:(1)双方经常向对方通报影响其发展的信息;(2)双方共享病历、诊疗报告;(3)双方共享从报纸、杂志、电视等媒体获得的知识;(4)双方共享从其他地方和从其他人那里获得有关医疗技术知识的信息;(5)双方通过接受对方的培训获得专业知识。联盟隐性知识共享往往侧重于专业技能和其他技术诀窍类知识的获取。Lary(1981)等认为,隐性知识包括组织管理知识、市场开发知识和新产品研发知识等。Damanpour(1991)认为隐性知识包括开发技能和生产运作知识。而徐庆瑞和魏江(1995)认为隐性知识包括组织管理知识、研发知识、生产运作知识和营销知识。可以看出,上述学者对于隐性知识的类型划分虽有相同点(交叉),但都不够完整。因此,我们将医院隐性知识的类型综合为:技术知识、管理知识、新产品开发知识、生产运作知识等。医院联盟隐性知识共享可用4个指标来测量:(1)双方通过共同诊断疑难杂症获取诊断知识;(2)双方通过共同研发来学习对方的技术诀窍;(3)双方通过参与对方的管理或接受对方的指导获取管理技能;(4)双方通过观察和领悟对方的一些做法/流程来丰富自身的知识。每个指标都是由"完全不符合"到"完全符合"5个划分刻度打分构成的。

4.2.2.3 技术能力的度量

技术能力是组织开发和应用新技术以适应快速变化的技术环境的能力(Wind,Mahajan,1997)。技术能力在专业技能方面表现为开发新技术和应用新技术,在应对技术环境变化的不确定性方面表现为组织预测技术变化的能力。组织对技术环境变化做出反应的时间越短,花费的成本越低,表明组织技术能力越强。因此,技术能力与技术环境的变化密切相关,并能够为组织提供获得竞争优势的机会。Song(2005)对技术能力的度量采用了3个指标,它们是技术开发能力、新产品开发能力、流程改进能力。医院的技术能力体现在医院通过开发和利用医疗技术及医疗设备为患者排疑解难,提高人民健康水平方面。为此,我们采用了4个指标:(1)我院新的医疗技术开发能力很强;(2)我院开发医疗设备新用途的能力很强;(3)我院改进诊疗流程的能力很强;(4)我院预测医疗技术变化的能力很强。上述每个指标都是由“完全不符合”到“完全符合”5个划分刻度打分构成的。

4.2.2.4 市场能力的度量

市场能力是组织通过有效而快速的流程和活动来配置组织资源以满足顾客需要的潜能,反映了生成和整合市场信息(顾客和竞争对手)的能力,它通过管理营销渠道和顾客关系、满足顾客偏好变化来获得竞争优势(Day,1994)。因此,识别顾客需求并对竞争对手行动做出快速反应便成为市场能力的重要体现。市场能力往往有助于提高顾客满意度,而对顾客需求的快速而有效反应可以为组织提供先行者优势。Song(2005)对市场能力的度量采用了3个指标,它们是创造和管理客户关系的能力、预测客户偏好变化的能力、同渠道成员维持关系的能力。

医院的市场能力主要体现在医院通过各种渠道宣传扩大自身的影响,提高患者对自身的认知程度,以及根据自身情况对医疗市场和对竞争对手的各种举措做出反应方面。为此,我们采用了4个指标:(1)我们充分了解患者对医疗服务价格和服务质量的需求情况;(2)我们了解竞争者的发展情况并能制定相应的市场发展计划;(3)我们能利用各种形式,如广告、义诊等扩大医院影响;(4)我们能够根据自己的实际情况对医院进行市场定位,如开展特色诊疗。上述每个指标都是由"完全不符合"到"完全符合"5个划分刻度打分构成的。

4.2.2.5 契约控制的度量

契约控制的基础是联盟双方在事前拟定的严格的法律契约。在合作中主要通过监督对方的行为来实现契约的规定。因此,度量契约控制在联盟中的重要性,主要是考察联盟成员对于契约的重视程度以及监督的重要性。根据文献中对于契约控制的描述,强烈依赖于契约控制的联盟成员间的关系,往往不如关系控制主导的联盟更开放。

根据 Poppo 和 Zenger(2002)、Jap et al.(2000)等学者对于契约控制的度量,研究中采用以下4个指标测量契约控制:(1)我们与对方的合作关系都体现在成文的契约中;(2)合同中规定了双方在合作中的责任和义务,详细规定了有关违约后的处罚条款;(3)我们经常用契约中的各种指标来检查合作的进展情况;(4)总地来看,双方签订的契约是约束对方行为的最有力工具。上述每个指标都是由"完全不符合"到"完全符合"5个划分刻度打分构成的。

4.2.2.6 关系控制的度量

关系控制是指联盟成员通过相互信任、共享价值观等来影响联盟各方行为的管理方式。关系控制可以让合作各方相信合作伙伴不会做出损人利己的行为,鼓励联盟双方相互认同对方的价值观与组织文化,从而使双方对于问题的看法和理解更趋于一致;同时,关系控制可以让联盟各方产生一种自我约束的意识,从而主动抑制自身可能产生的机会主义行为。

根据 Poppo 和 Zenger(2002)、Jap et al.(2000)对于关系控制占主导地位的联盟主要特性的总结,以及刘益(2006)从供应商—制造商关系发展的角度探讨供应商专项投资与其感知合作风险之间的关系以及契约和关系规范的不同调节作用的研究,我们设计了以下指标测量关系控制:(1)将可能对对方产生影响的事件和变化,彼此提供给对方;(2)在双方合作中,信息的交流是经常性的;(3)合作过程中出现的问题往往被看成是与双方都有关,而不仅仅是对方的责任;(4)双方都致力于能够对整个关系而不是只给某一方带来收益的改进;(5)我方在作出与对方有关的各项管理决策时会征求和考虑对方的意见;(6)对方经常征求我们关于改进合作领域内产品和服务的意见。上述指标都是由"完全不符合"到"完全符合"5个划分刻度打分构成的。

4.2.2.7 控制变量的度量

组织规模与创新之间的关系是经常研究的课题。总地来说,有关这方面的研究认为,组织规模与其创新行为之间存在着正向的,但是非线性的关系(方润生,2004)。一方面,小规模的组织因其内部资源的欠缺,创新能力较弱;另一方面,大组织尽管因拥有充足的内部资源而具有较强的创新能力,但这些资源往往投向多种业务活动,其中的某些业务就有可能因资源不足而导致组织在特定方面的创新能力较弱。因此,组织规模与某些具体的创新之间可能并不存在明显的正向线性关系。但从本质上讲,组织规模可能会影响知识的获取和利用;它对创新的成功实施也会产生一定的影响。与大组织相比,规模较小的组织的组织结构和运作过程都较简单,因而,组织规模不同,其组织结构和生产过程对创新产出的影响也会有所不同。一些研究还显示,组织规模会影响研发投入的经费和新产品的引入(Chaney,Devinney,1992)。此外,组织规模还与组织的多元化以及组织资产剥离(Hoskisson et al.,1994)的强度相关。

医院规模一般反映了医院资源的富裕程度,一般而言,大医院的资源相对丰富,而小医院则资源较为匮乏。医院资源的富裕程度直接会影响医院寻求外部联盟的积极性,与大医院可以通过内部发展、购买或者兼并收购获取发展所需资源不同,小医院由于受到自身资源禀赋的限制,更愿意通过联盟的方式获得发展所需要的关键资源,小医院更加倾向于选择与其他医院建立战略联盟关系(Marino et al.,2002)。因此资源的多少会直接和间接地影响医院的绩效。在研究当中,我们通过医院的床位数量来衡量医院规模的大小。

医院规模是本书研究所选取的主要控制变量。此外,为了有效控制其他因素对通过联盟知识共享提高组织绩效的影响,我们还选取了需求的不确定性和竞争的不确定性等与医院绩效密切相关的指标作为控制变量。需求的不确定性和竞争的不确定性会使医院面临技术升级和创新的压力,因此需要医院投入更多的资源来改善组织的技术水平和市场水平,这在一定程度上会影响医院对合作的态度;而且需求的不确定性和竞争的不确定性,也会增加组织的市场风险和技术投入风险,因此在一定程度上也会影响组织的绩效。

本书基于Joworski和Kohli(1993)的研究设计了以下问题来测量医疗市场的需求不确定性:(1)患者总是希望使用新的医疗技术和药品进行治疗;(2)患者对价格变动非常敏感;(3)患者的偏好和需求变化很快。同样,本书基于Joworski和Kohli(1993)的研究设计了以下问题来测量医疗市场的竞争不确定性:(1)医疗行业内有很多促销大战;(2)竞争者的任何举动,其他竞争对手都有应对策略;(3)价格竞争是医疗行业的主要特点;(4)每天都有新的竞争动向出现。

4.3　实证研究的统计分析方法

根据研究所讨论的问题性质,以及相关假说所包含的因素的特征,我们先选择因子分析方法来确定研究所涉及的主要变量的度量,然后主要采用最优尺度回归的方法检验这些变量之间的关系是否和我们所提出的假设一致。

4.3.1　最优尺度回归方法简介

在线性回归模型中,要求因变量为数值型。实际上,一方面,由于对同一个自变量的回归系数是恒定值,例如 x 从 1 上升到 2 和从 100 上升的 101 被假设为对 y 数值的影响均为 b,这实际上也就限定了自变量的测量方式也应当是等距的。但是,现实问题中大量的数据为分类资料,例如收入级别在问卷中被收集为高、中、低、极低 4 档,如果将其编码为 4、3、2、1,直接作为自变量纳入分析,则实际上是假设这 4 档间的差距完全相等,或者说它们对因变量的数值影响程度是均匀上升/下降的。这显然是一个过于理想和简单的假设,有可能导致错误的分析结论。

另一方面,对于无序多分类变量,如民族,它们之间则根本不存在数量上的高、低之分,不可能为其给出一个单独的回归系数估计值来表示民族每上升一个单位时因变量数量的变化趋势。对于上述分类变量,统计上标准的做法是采用亚变量进行拟合,然后根据分析结果考虑对结果进行简化。但是,亚变量分析的操作比较麻烦,而且对分析者的统计知识要求也较高。当研究问题中绝大多数变量都是分类变量时,这种分析思路实际上是很难实现的。

最优尺度变换专门用于解决在统计建模时如何对分类变量进行量化的问题。其基本思路是基于希望拟合的模型框架,分析各级别对因变量影响的强弱变化情况,在保证变换后各变量间的联系成为线性的前提下,采用一定的非线性变换方法进行反复迭代,从而为原始分类变量间的每一个类别找到最佳的量化评分,随后在相应模型中使用量化评分代替原始变量进行后续分析。这样就可将各种传统分析方法的适用范围一举扩展到全部的测量尺度,如对无序多分类分析、有序多分类变量和连续性变量同时进行回归分析。如果将最优尺度变换技术用于线性回归,那么就称为最优尺度回归(张文彤等,2004)。

4.3.2 调节效应的检验方法

由于本书要分析两种联盟控制方式对于联盟知识共享与组织技术能力/市场能力之间关系的调节作用,因此需要采用调节效应分析。对于调节效应,也就是交互作用模型(如图 4-2 所示)的检

验,一般采取两个步骤:

(1)做因变量(C)对自变量(A)的回归,(A)的系数显著;

(2)做因变量(C)对自变量(A)、调节变量(B)、调节效应(AB)的回归,(AB)的系数显著,则说明调节效应(交互作用模型)成立。

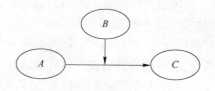

图 4-2　调节效应示意图

4.3.3　回归系数差异性检验方法

4.3.3.1　不同模型中相同自变量回归系数的比较方法

在研究中我们利用自由回归模型和有限制的回归模型在拟合优度上的差异来验证不同模型中相同自变量回归系数的区别效度(Bagozzi et al.,1991)。一方面,我们可以通过因子分析求出因子的平均提取方差,而因子变量相关系数表可以提供因子变量相关系数平方的信息。另一方面,我们可以构建所有可能的因子变量排列组合的模型,通过在两个不同的因子变量间自由相关以及将两个因子变量间的关系固定为1,计算不同组合的这两个模型的 χ^2 差值。如果自由相关的模型和固定相关系数为 1 的模型之间的 χ^2 值存在显著的差异($p < 0.01$),那么我们就可以认为自由相关的模型优于固定系数为 1 的模型,也就是这两个变量具有统计上显著的区别效度。

4.3.3.2　不同样本间相同模型回归系数的比较方法

为了比较上级医院和下级医院相应回归方程中系数的差异,我们利用调整的标准误 Adj STE 进行计算(Hitt et al.,2004):

$$\text{Adj STE} = \frac{\text{因变量的标准差(STD)}}{\text{自变量的标准差(STD)}} \times \text{自变量的标准误(STE)}$$

$$z = \frac{\beta_{i上级医院} - \beta_{i下级医院}}{[(\text{Adj STE}_{i上级医院})^2 - (\text{Adj STE}_{i下级医院})^2]^{1/2}}$$

如果 z 值大于给定显著性水平下的临界值($z = 1.96, p < 0.05$),则可以认为 $\beta_{i上级医院}$ 与 $\beta_{i下级医院}$ 有显著差异。

4.3.3.3 同一模型中不同自变量回归系数的比较方法

为了验证同一方程中不同自变量对因变量的影响作用的差异,我们利用虚拟假设法来处理同一回归方程中的两个自变量的回归系数的比较问题(古扎拉蒂,2000)在多元回归方程 $y = \beta_0 + \beta_1 x_1 + \beta_2 x_2 + \beta_3 x_3 + \varepsilon$ 中,要检验回归系数 β_1、β_2 的差异性,我们需要检验假设

$H_0 : \beta_1 = \beta_2$ 或 $\beta_1 - \beta_2 = 0$

$H_1 : \beta_1 \neq \beta_2$ 或 $\beta_1 - \beta_2 \neq 0$

对这一对虚拟假设的验证,在经典假设下,可以证明

$$t = \frac{\hat{\beta}_2 - \hat{\beta}_1}{\sqrt{Var(\hat{\beta}_2)^2 + Var(\hat{\beta}_1)^2 - 2Cov(\hat{\beta}_2, \hat{\beta}_1)}}$$

遵从自由度为 $(n-4)$ 的 t 分布。

式中 Var 为方差;Cov 为协方差。

如果从上式计算出来的 t 值大于给定自由度下制定显著性水平上的临界值 t,则可以拒绝原假设,否则不能拒绝。或者,如果从上式计算出来的 t 统计量的 P 值在显著性水平以内,就可以拒绝原假设。

4.4 本章小结

为了检验研究所提出的各项假设,本章首先对研究对象的样本选取和数据收集情况做出了详细说明;其次基于已有研究对各因素进行了有效测量,并在此基础上设计问卷,进行大规模的数据收集;最后简单介绍了研究所采用的实证的基本方法和程序。

5 实证检验结果

在前几章理论分析和方法设计的基础上,我们采用描述性统计分析、直观的相关性分析和最优尺度回归来检验提出的假设。描述性统计分析和直观相关性分析可以作为假设关系验证的基础,最优尺度回归主要验证假设关系。本书采用 SPSS(13.0)软件作为分析工具。

5.1　描述性统计分析

描述性统计分析主要给出了模型当中各个变量的均值、标准差和相关系数。值得说明的是,相关系数列表的主要功能在于考察研究当中涉及的任意两个变量是不是"过于相同",当两个变量间的相关系数大于 0.9 时,一般认为这两个变量过于相似而应合并为一个变量使用。由于相关系数往往反映了两个变量间通过多种途径的综合作用,因此相关系数的正负和显著性只能作为最后分析结果的一个参考,而没有过多的强制意义。调研数据处理结果显示,指标设计的区分度较好,并且由均值和标准差反映的数据分布情况较好地符合了正态分布的特点,这为下一步的数据分析提供了良好的条件。

5.2　可靠性分析

5.2.1　变量的信度验证

变量构成的可靠性反映了构成变量指标的内部一致性。具体来说,就是用问卷对同一事物进行重复测量时,所得结果的一致性。在验证模型之前,需要对研究中涉及的各要素的可靠性进行分析。统计学上通常通过 Cronbach's alpha 系数(用 α 表示)对其内部一致性进行估计和验证(吴明隆,2000)。α 可由下式求得:

$$\alpha = \frac{k \cdot \overline{Cov}/\overline{Var}}{1 + (k-1)\,\overline{Cov}/\overline{Var}}$$

式中,k 为指标的数量;$\overline{Cov}$ 为指标间的平均协方差;$\overline{Var}$ 为指标的平均方差。如果指标标准化为同方差的话,则上式简化为:

$$\alpha = \frac{k\bar{r}}{1 + (k-1)\bar{r}}$$

式中,$\bar{r}$ 为指标间的平均相关量,即所有指标两两间积矩相关系数的均数。α 值是应用最广的评价信度指标。它取值在 $0 \sim 1$ 之间,其值越大,信度越高。一般来说,衡量同一个要素的全部指标的 α 值一般应该在 0.7 以上(吴明隆,2000)。Nunnally(1978)进一步指出,对于新的变量可以采用大于 0.6 的标准。虽然本书所采用的大多数变量都来自以往研究文献,但我们的度量指标根据国内背景进行了调整,因而,我们采用 0.6 的标准来检验变量的可靠性。同时,测量要素各变量的载荷大于 0.7 就被认为是有效的。结果显示,变量的 α 值与因子载荷值(见表 5-1)均基本达到了有效性的标准。

表 5-1 模型的因子分析结果

要素	变 量	α 值	因子载荷	主要文献出处
联盟知识共享	双方经常向对方通报影响其发展的信息; 双方共享病历、诊疗报告; 双方共享从报纸、杂志、电视等媒体获得的知识; 双方共享从其他地方和从其他人那里获得有关医疗技术知识的信息;	0.900[1] 0.909[2]	0.747[1] 0.796[2] 0.679[1] 0.644[2] 0.599[1] 0.805[2] 0.775[1] 0.822[2]	Nonaka(1994); Lee Jae-Nam (2001)

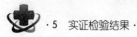

续表 5-1

要素	变量	α值	因子载荷	主要文献出处
联盟知识共享	我们通过接受对方的培训获得专业知识； 我们通过和合作伙伴共同诊断疑难杂症的经验获得诊断知识； 我们通过和合作伙伴共同研发来学到对方的技术技能； 我们通过参与对方的管理或接受对方的指导获取管理技能； 我们通过观察和领悟对方的一些做法/流程来丰富我们的知识	0.900[1] 0.909[2]	0.690[1] 0.656[2] 0.710[1] 0.717[2] 0.857[1] 0.794[2] 0.830[1] 0.802[2] 0.811[1] 0.811[2]	Nonaka(1994)； Lee Jae－Nam(2001)
技术能力	我院新医疗技术开发的能力很强； 我院开发医疗设备新用途的能力很强； 我院改进诊疗流程的能力很强； 我院预测医疗技术变化的能力很强	0.879[1] 0.867[2]	0.874[1] 0.797[2] 0.904[1] 0.885[2] 0.839[1] 0.878[2] 0.809[1] 0.867[2]	Song(2005)； Wind and Mahajan(1997)
市场能力	我们充分了解患者对医疗服务价格和服务质量的需求情况； 我们了解竞争者的发展情况并能制定相应的市场发展计划； 我们能利用各种形式，如广告、义诊等扩大医院影响； 我们能够根据自己的实际情况对医院进行市场定位，如开展特色诊疗	0.784[1] 0.770[2]	0.682[1] 0.665[2] 0.777[1] 0.800[2] 0.801[1] 0.778[2] 0.869[1] 0.823[2]	Song(2005)； Day(1994)

续表 5-1

要素	变　量	α值	因子载荷	主要文献出处
组织绩效	我们医院提供的医疗技术和服务质量有了很大提高； 我们医院的总收入有很大增加； 医院的财务状况(资产收益率)得到很大改善； 我们医院的患者满意度得到了很大改善	0.784[①] 0.714[②]	0.825[①] 0.548[②] 0.888[①] 0.855[②] 0.855[①] 0.828[②] 0.541[①] 0.663[②]	Li & Bention (1996)； Harris & Ogbonna (2001)
契约控制	我们与对方的合作关系都体现在成文的契约中； 合同中规定了双方在合作中的责任和义务,详细规定了有关违约后的处罚条款； 我们经常用契约中的各种指标来检查合作的进展情况； 总地来看,双方签订的契约是约束对方行为的最有力工具	0.892[①] 0.920[②]	0.835[①] 0.885[②] 0.890[①] 0.911[②] 0.886[①] 0.922[②] 0.865[①] 0.872[②]	Poppo & Zenger (2002)； Jap et al. (2000)
关系控制	彼此将可能对对方产生影响的事件和变化提供给对方； 在双方合作中,信息的交流是经常性的； 合作过程中出现的问题往往被看成是与双方都有关,而不仅仅是对方的责任； 双方都致力于能够对整个关系而不是只给某一方带来收益的改进； 我方在作出与对方有关的各项管理决策时会征求和考虑对方的意见； 对方经常征求我们关于改进合作领域内产品和服务的意见	0.876[①] 0.885[②]	0.842[①] 0.812[②] 0.824[①] 0.816[②] 0.668[①] 0.760[②] 0.800[①] 0.859[②] 0.828[①] 0.805[②] 0.743[①] 0.740[②]	Poppo & Zenger(2002)； Jap et al. (2000) Uzzi(1997)

注:①表示上级医院；②表示下级医院。

5.2.2 变量的效度检验

5.2.2.1 变量的内容效度

变量的内容效度反映的是该结构变量在多大程度上提供了足够的反映所测量事物的本质和范围(Churchill,1979)。对内容效度的评判并不是从数字上来测量的,而是一种主观的和判断性的方式(Emory,1980)。我们主要采取了下列方式:首先,我们在本项调研问卷的封面上说明了本项调研的目的,旨在总结分析具有我国特色的医疗体系,为政府制定相关政策提供依据,为医院管理者提供参考。我们对每部分所问的问题进行了比较详尽的说明,并承诺对所有参与调研的医院的数据进行保密,同时将调研的分析结果与参与医院共享,争取使参加调研的医院受益。其次,在本次调研之前,我们将本书所研究的问题和所用的测量变量与指标向当前在该领域内非常活跃的学者和管理人员进行访谈和咨询,征求他们有关本书所研究的问题对这些变量的测量是否清楚和完善的意见,以及对他们之间可能存在何种关系进行评价。在征求他们意见的基础上,我们对这些指标进行了修改。

5.2.2.2 变量的结构效度

结构效度指的是某个指标在多大程度上刻画了所度量的结构变量而不是其他结构变量(Churchill,1987)。对结构效度的检验不但要验证某个指标是否显著地依附于所度量的因子变量(收敛效度),而且要确保该指标并没有度量其他的因子变量(区别效度)。如果一群指标测量了一个共同的变量,那么就说明这些指标存在收敛效度。收敛效度是通过检验某个指标在所测量因子变量上的路径(loading)值在给定的可靠度(如 95%)内是否显著来判定的。一般来说,路径值大于 0.7(也就是该指标的方差可以被因子变量解释一半以上)通常被认为是合适的。不过后来的研究者认为该条件过于苛刻,从而将 0.4 界定为最小的容忍限度

（Ford,McCallum,Tait,1986），也就是路径值大于0.4就可以被认为是合适的。表5-2列出了本书所用变量的度量指标在其测量对象上的路径值，绝大多数都达到了大于0.7的标准，这表明在这些指标和结构变量之间存在统计上的显著性，也就是反映了单个指标的可靠性。对各变量可靠性分析的结果见表5-2。结果显示，各变量的α值和因子载荷值均达到了有效性标准。

表5-2　变量之间的区别效度检验

变量		指标数量	平均提取方差	1	2	3	4	5	6
上级医院	1. 医院绩效	4	0.623	0.789					
	2. 知识共享	9	0.560	0.143	0.748				
	3. 技术能力	4	0.734	0.581**	0.201**	0.857			
	4. 市场能力	4	0.617	0.322**	0.006	0.217**	0.785		
	5. 契约控制	4	0.698	0.138	0.593**	0.261**	−0.011	0.835	
	6. 关系控制	6	0.619	0.038	0.737**	0.092	0.026	0.523**	0.787
下级医院	1. 医院绩效	4	0.539	0.734					
	2. 知识共享	9	0.583	0.104	0.764				
	3. 技术能力	4	0.725	0.523**	0.399**	0.851			
	4. 市场能力	4	0.592	0.490**	0.106	0.309**	0.769		
	5. 契约控制	4	0.809	−0.015	0.593**	0.160**	−0.002	0.899	
	6. 关系控制	6	0.639	0.172*	0.737**	0.334**	0.140	0.523**	0.799

注：1. 主对角线数值是平均提取方差的平方根，其余数值是变量间的相关系数；
2. *、**、***说明见图5-1。

平均提取方差是计算潜在变量的观察变数对该潜在变数的平均变异解释力。Fornell 和 Larcker（1981）建议其值须大于0.50。平均提取方差大于0.50表明结构变量整体上相比较于误差项，提取了更多的原始变量信息。从表5-2可以看出，总体上来说，结构变量的平均提取方差满足了数据检验的要求。从而变量的收敛效度获得了验证。

变量的区别效度表明了不同结构变量的测量具有独特性。

区别效度可以通过每个结构变量的平均提取方差(结构变量的内部方差)是否大于结构变量之间相关系数的平方(结构变量之间的方差)来判断(Hatcher,1994;Segars,1997)。

在研究中,我们通过验证性因子分析(CFA,Confirm Factor Analysis)来验证区别效度。一方面,我们可以求出变量的平均提取方差;另一方面,我们又能够算出各变量之间的相关系数。在变量的相关系数表中,我们把主对角线上的值替换为相应变量平均提取方差的平方根,如果主对角线上的值大于非主对角线上的值,就表明变量之间具有区别效度。从表5-2可以看出,结构变量间的相关系数值小于平均提取方差的平方根值,表明结构变量之间具有很好的区别效度。

5.3 多重共线性检验

多重共线性是指解释变量之间存在严重的线性相关,从而影响到回归方程的效果。容忍度(Tolerance)是测度自变量间多重共线性的重要统计量。自变量 x_i 的容忍度记为 $(Tol)_i$,它的计算公式为 $(Tol)_i = 1 - R_i^2$。式中, R_i^2 是自变量 x_i 与方程中其他自变量间的复相关系数的平方,表明了自变量之间的线性相关程度。

容忍度的取值范围在 0~1 之间,越接近 0 表示多重共线性越强;越接近 1 表示多重共线性越弱。

通过对后面将要进行的变量之间回归模型中的 Tol 计算可知,模型中各个自变量的容忍度多在 0.750 以上,因此可以认为,这些自变量之间不存在较强的多重共线性问题。

5.4 假设验证结果

为了更加准确验证本书提出的各项假设(详见表3-1),我们采用多极最优尺度回归分析的方法,对模型中两两因素之间假设关系进行验证。模型的分析结果如图5-1所示,结果显示如表5-3所示。

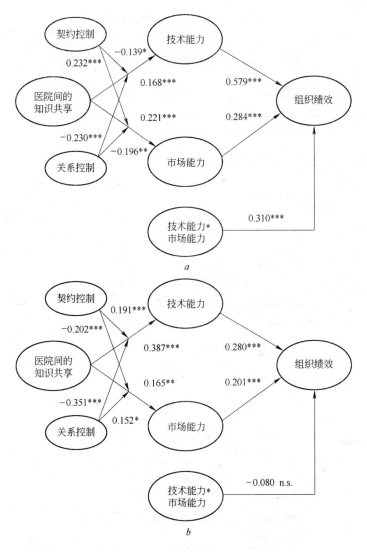

图 5-1　模型的分析结果

a—联盟知识共享对上级医院能力及绩效影响的验证结果；

b—联盟知识共享对下级医院能力及绩效影响的验证结果

注：- 为负相关；* 为 $p < 0.05$；* * 为 $p < 0.01$；* * * 为 $p < 0.001$

表 5-3　本书假设检验结果汇总

编号	假设内容	验证结果
假设 1	联盟知识共享对医院技术能力存在正向影响	通　过
假设 2	联盟知识共享对医院市场能力存在正向影响	通　过
假设 3	技术能力对组织绩效存在正向影响	通　过
假设 4	市场能力对组织绩效存在正向影响	通　过
假设 5	技术能力和市场能力对组织绩效存在正向交互作用	未通过
假设 6a	对上级医院而言，联盟知识共享对技术能力的影响要小于知识共享对市场能力的影响	通　过
假设 6b	对下级医院而言，联盟知识共享对技术能力的影响要大于知识共享对市场能力的影响	通　过
假设 7a	联盟知识共享对上级医院技术能力的影响要小于知识共享对下级医院技术能力的影响	通　过
假设 7b	联盟知识共享对上级医院市场能力的影响要大于知识共享对下级医院市场能力的影响	通　过
假设 8a	契约控制负向调节知识共享与上级医院技术能力之间的关系	通　过
假设 8b	契约控制正向调节知识共享与下级医院技术能力之间的关系	通　过
假设 9a	契约控制正向调节知识共享与上级医院市场能力之间的关系	通　过
假设 9b	契约控制负向调节知识共享与下级医院市场能力之间的关系	通　过
假设 10	关系控制负向调节联盟知识共享与医院技术能力之间的关系	通　过
假设 11	关系控制正向调节联盟知识共享与医院市场能力之间的关系	未通过

5.5 本章小结

本章报告了实证研究分析的结果。总的来看,本研究建立的联盟知识共享、联盟控制与组织技术能力、市场能力之间以及组织能力与组织绩效之间关系的概念模型是成立的。假设检验结果显示 15 个假说中 13 项获得了显著性支持(见表 5-3)。假设验证的结果表明了以下几方面的关系和内容。

(1)联盟知识共享与技术能力、市场能力的关系。

模型检验的结果表明,联盟知识共享与组织技术能力之间存在显著的正相关关系,联盟知识共享与组织市场能力之间存在显著的正相关关系,这和理论分析是一致的。它表明,联盟知识共享都有利于医院技术能力和市场能力的提高。

医院是知识密集型和技术密集型组织,随着当前医疗技术的快速发展,技术成为了医院间竞争的核心,但由于技术开发的复杂性和高投入性、高风险性,必然要求医院通过联盟或者合作来弥补自身技术资源的不足,降低创新风险,从而提高组织的竞争能力。医院间知识共享可以有效缩短医院学习新知识和开发新知识的时间,降低医院知识的开发风险,为医院技术能力和市场能力的培养奠定基础。

(2)技术能力、市场能力与组织绩效的关系。

模型检验的结果表明,技术能力和组织绩效之间存在显著的正相关关系;市场能力与组织绩效之间存在显著的正相关关系。技术能力和市场能力是组织最重要的资源,它们可以对组织绩效产生重要的影响,这与基于资源的理论是一致的。医院应根据自身的实际情况,努力提升技术能力和市场能力,由此推动组织绩效的提高。

对于上级医院,由于其具有较强的技术能力或市场能力,技术能力和市场能力可以相互弥补各自的不足,从而可以对组织绩效产生正向交互作用,而实证分析的结果也支持了假设5。对于下级医院,我们认为其技术能力和市场能力可以对组织绩效产生正向交互作用,但统计分析结果表明,技术能力和市场能力未对组织绩效产生显著的交互作用,因此假设5未能得到统计检验的支持。

　　(3)契约控制对联盟知识共享与技术能力、市场能力关系的调节作用。

　　模型检验的结果表明,对于上级医院而言,契约控制负向调节了联盟知识共享与技术能力之间的关系,正向调节了联盟知识共享与市场能力之间的关系。对于下级医院而言,契约控制正向调节了联盟知识共享与技术能力之间的关系,负向调节了联盟知识共享与市场能力之间的关系。这些结果说明,由于不同层级医院的技术水平差异较大,契约控制对于迅速提高下级医院的技术能力是有效的。由于契约一般是在政府主导下签订的,上级医院对下级医院技术能力的提升负有责任和义务,因此上级医院在帮助下级医院提高技术水平上付出的多、得到的少,因此契约控制负向调节联盟知识共享与上级医院技术能力之间的关系。另一方面,下级医院对上级医院负有如实反映疫情变化和市场需求的责任与义务,契约控制可以促进下级医院向上级医院开放市场、转诊病人,因此契约控制可以正向调节联盟知识共享与上级医院市场能力之间的关系,负向调节联盟知识共享与下级医院市场能力之间的关系。

　　(4)关系控制对联盟知识共享与技术能力、市场能力之间关系的调节作用。

　　模型检验的结果表明,关系控制会负向调节联盟知识共享与上级医院技术能力之间的关系。关系控制是建立在双方信任的基础之上的,而信任对于联盟中各方之间的知识转移和交流是必不可少的,特别是对于隐性知识而言,由于难以编码,因此主要依靠联盟双方的相关人员在共同的解决问题和交往过程中进行转移,而信任则是双方坦诚以待的前提条件。由于医疗技术的提升是一个漫长的过程,它有着一系列的准入制度,下级医院技术能力较低,接触患者较少,因此下级医院的隐性知识对于上级医院具有较低的价值;由于下级医院的吸收能力较弱,而上级医院的隐性知识又不易被下级医院在短时间内所掌握,所以随着双方关系的加深,上级医院会主动帮助下级医院解决工作中存在的问题,下级医院也会主动要求上级医院帮助自己解决问题,因此关系控制负向调节联盟知识共享与上级医院以及下级医院技术能力之间的关系。双方间的信任可以增加市场信息的交流与共享,关系控制正向调节联盟知识共享与下级医院市场能力之间的关系,关系控制正向调节联盟知识共享与上级医院市场能力之间的关系。但统计分析结果表明,假设 11 关于关系控制对联盟知识共享与上级医院市场能力之间关系的调节作用未能得到统计检验的支持。

(5)知识共享与组织能力之间关系的比较效应。

模型检验的结果表明,由于不同层级的医院资源禀赋不同,因此联盟知识共享对组织技术能力和市场能力的作用也不相同。通过联盟知识共享,上级医院主要提升市场能力,下级医院主要提升技术能力。

(6)实证检验了联盟知识共享、控制方式、组织能力和绩效关系的研究框架。

实证结果表明,本书所提出的 15 个假设中有 13 个通过了最后的统计检验。这基本能够证明:联盟知识共享会影响组织技术能力和市场能力的提升,进而影响组织绩效这一关系的成立。研究结果分析了联盟知识共享对不同层级医院技术能力和市场能力影响的差异性;发现不同的联盟控制方式对于联盟知识共享与不同层级医院技术能力以及市场能力之间关系调节作用的差异性。基于以上研究,我们验证了联盟控制方式要与组织自身实际相匹配才能实现良好绩效的理论关系模型,从而为医院联盟实践提供了一定的理论指导。

6 结果讨论

　　本书研究主要关注在经济转型时期,国有医院为了实现持续的竞争优势,联盟知识共享对医院绩效的影响机理是什么。经过对相关理论研究的归纳和分析,我们把联盟知识共享、技术能力、市场能力与组织绩效整合到一个研究框架,并引入契约控制、关系控制的调节作用,构建了本书的理论模型,并运用医疗体制改革调查问卷获得的数据实证检验了这个模型。本书所提出的15项假设中有13项通过了统计检验。调研数据支持了本书所提出的理论观点。这就是:通过对知识的有效利用,联盟知识共享与医院技术能力和市场能力之间存在内在联系;医院技术能力、市场能力与医院绩效之间存在内在联系;而契约控制和关系控制又调节了联盟知识共享与医院技术能力/市场能力之间关系的强弱。一方面,联盟的知识共享可以直接促进医院技术能力和市场能力的提升;另一方面,医院技术能力和市场能力是医院的重要资源,是医院绩效改善的基础。为了提高医院的绩效,联盟知识共享需要通过医院技术能力和市场能力提升这一途径,通过能力的发挥促进绩效的改善。契约控制可以负向调节联盟知识共享与上级医院技术能力之间的关系,但会正向调节联盟知识共享与下级医院技术能力之间的关系;同时,契约控制可以正向调节联盟知识共享与上级医院市场能力之间的关系,但会负向调节联盟知识共享与下级医院市场能力之间的关系。关系控制可以负向调节联盟知识共享与不同层级医院技术能力之间的关系,但会正向调节联盟知识共享与下级医院市场能力之间的关系。这些结果拓展了组织学习理论、组织能力理论、联盟控制理论在医院知识管理中的应用,研究所得出的结论对医院的实践具有一定的指导意义。

6.1 对假设结果的讨论

6.1.1 联盟知识共享对组织能力的影响

本书提出的假设1、假设2分别描述了联盟知识共享与组织技术能力、联盟知识共享与组织市场能力之间的关系。实证结果表明，联盟知识共享对组织技术能力存在正向影响、联盟知识共享对组织市场能力存在正向影响。

本书研究所提出的联盟知识共享有利于组织技术能力和市场能力的提升这一结论说明：在我国转型经济这一时代背景下，知识是医院技术能力和市场能力的重要基础，联盟知识共享是医院通过联盟获取新知识并构建能力的一条极为重要的途径。此外，由于医疗服务知识基本上是隐性知识，本身难以表述，通过市场难以有效获取，本书通过理论研究认为，获取隐性知识的一种有效的手段就是联盟知识共享。并且，面对频繁出现的新问题和突发性事件，联盟隐性知识转移与共享相比医院内部的积累，是一种获取隐性知识的更为有效的手段。此外，本书认为在快速变化的环境中，医院的竞争优势往往难以为继，因此必须不断创新，不断实现新的竞争优势，才能保持医院长期的生存和发展。联盟知识共享有利于医院技术能力和市场能力的提升这一结论在以下方面对现有的研究做出了贡献。

首先，它是对基于知识的观点(Polanyi，1966；Grant，1996)的有力支持。基于知识的观点认为，知识是组织获取长期竞争优势的一种重要资源。医院联盟可以使医院通过观察和学习获得合作方的知识，进而促进自身技术能力和市场能力的提升，这一研究结论对众多学者的理论观点提供了实证数据的有力支持。比如，它支持了Nonaka(1994)的技术能力是组织利用新知识解决问题的一个过程的观点，Madhavan和Grover(1998)的知识对于技术创新而言是十分重要的观点，以及Kaj和Hannu(2002)的知识是影响技术能力的一个重要因素的观点。这些观点都可以获得本书实证研究的支持。同时,本书的研究结论指出,由于医院技术能力和市场能力构建过程中所需要的知识往往和医院所拥有的知识不一致,所以医院需要从联盟中获取更多的知识来支撑它的能力构建。这就部分支持了 Grant 和 Baden－Fuller(2004) 的观点。他们认为组织从联盟中获取的外部知识和它当前拥有知识的不一致性正相关于该组织生产体系需要的知识资源的范围和程度。我们用中国众多医院的调研数据,从实证的角度支持了众多西方学者关于知识管理的研究结论,这就从一个侧面表明基于知识观点的普适性,说明西方关于知识管理的一些研究成果同样可以适用于像中国这样处于经济转型时期的国家。

由于知识具有路径依赖性(path－dependence),即知识的发展和创新是以现有知识存量为基础的,而且现有的知识存量决定了未来的发展方向和发展速度。因此,如果组织的某一存量知识为组织创造了竞争优势,那么,这种优势将随着组织增量知识的产生得以保持,体现出竞争优势的可持续性或者竞争优势的自增强性;如果组织目前处于劣势地位,那么在正常的情况下,它将在相当长的时间内难以赶超竞争对手,除非加速学习或进行创新。在目前快速多变的外部环境下,战略联盟为处于劣势地位的组织赶超竞争对手提供了捷径。同样,战略联盟可以为处于优势地位的组织创造更大的利益。因为联盟知识共享可以为组织创造合作利益而不是竞争利益,合作战略可以使合作双方达到双赢。

其次,本研究是针对医院联盟知识共享与医院技术能力和市场能力构建进行的讨论,拓展了现有研究关于知识共享与能力构建之间关系的研究范围。而目前的研究,多数是在企业范围内进行的。知识是企业的一种重要资源,知识共享可以提高企业的技术能力和市场能力(Nonaka,1994;Jayachandran et al.,2005)。由于企业知识可以物化在企业产品或固化在企业流程上,而医院知识只有有效地转化为服务于患者的能力,才能够充分发挥知识在医疗服务中的竞争优势,所以医院知识既有一般知识的属性,也有自身的特色。医院技术能力和市场能力从本质上讲是医院知识与医院业务流程相融合的过程,实际上是一种知识管理过程。研究发现,联盟知识共享可以促进医院技术能力和市场能力的提升,丰富了知识管理理论在医院领域的研究。

我们的这一研究结论扩展了目前关于医院技术能力和市场能力来源的研究,认为联盟知识共享是医院能力的重要来源,加深了人们对医院能力来源的认识,丰富了动态能力理论的内涵。由于最近对于组织能力的研究主要集中在动态能力的构建、积累、演进和应用等方面(Winter,2003),并且缺乏实证研究的支持(Tripsas,Gavelti,2000)。在理论构建方面,关于动态能力的来源,基于动态能力的观点过于强调内部学习机制对组织动态能力构建的影响,忽视了外部学习的价值(Ethiraj et al.,2005)。Zollo 和 Winter(2002)提出命题认为,动态能力来自于组织内部隐性经验积累过程和显性知识清晰化与编码化等活动的共同进化。他们的这一命题也可以理解为动态能力来自于组织内部的知识创造。就总体而言,动态能力理论虽然强调了动态能力是什么以及它是如何工作的,但是对于动态能力的来源没有引起足够的重视,仅仅认为动态能力主要来自于组织内部。

我们认同在稳定的环境下动态能力主要来自于组织的内部,但是医疗服务具有需求不确定性和竞争不确定性,使得技术能力和市场能力经常处于动态变化的环境下,联盟知识共享可能要比医院内部知识积累更有效、更灵活,是医院动态能力的又一个更为重要的来源。医院内部动态能力开发需要投入较多的时间和物质成本,其能力开发的效果和速度可能难以适应竞争环境迅速变化的要求。通过建立联盟,可以迅速联合与共享所需知识、能力及其他资源,通过互补和协同效应实现服务改进过程中动态能力的开发,同时还可以分摊成本和风险。另外,联盟的出现是为了在拥有不同知识基(knowledge base)的不同医院之间实现知识共享(Grant,Baden-Fuller,2004)。不同医院的联盟能够实现差异化能力的联合,有助于一个医院学习和共享另一个医院的动态能力,帮助医院扩展和改善其动态能力基础。更为重要的是,通过与外部能力的结合,能够创造出更多单个医院所不能获得的新的动态能力。这与以前的认识是不同的。因此,我们的研究就扩展了理论界关于动态能力来源的研究,加深了人们对动态能力的认识,为更有效地利用动态能力奠定了基础,从而进一步完善了组织的动态能力理论。这一结论同样为 Eisenhardt et al.(2000)和 Chen(2004)的研究提供了实证研究的支持。他们认为组织可能通过联盟知识共享从组织外部获取新知识,从而有利于动态能力的构建与发展。从更深层次的理论价值上说,组织需要在对现有知识和能力进行开发与对新知识和新技能进行探索之间求得平衡。在变化的环境中,构建动态能力所需的知识既应来自于组织内部,同时也应来自于组织外部网络,平衡组织内外知识获取、构建动态能力是组织战略管理最重要的工作之一。同时,我们的结论也检验了 Cavusgil et al.(2003)的观点:联盟知识共享可以帮助组织在不确定环境下改善他们的技术能力。

我们的这一分析结论对于经济转型时期的我国医院而言还存在着更为深刻的含义。由于我国医院整体的知识和经验十分匮乏,单纯关注于医院内部知识积累,仅仅学习和共享同质性的自有经验和知识则会导致能力陷阱的出现,从而使得医院越发僵化;单纯的内部知识积累可能在一定程度上会削弱组织动态能力。但是通过联盟知识共享要比通过医院内部知识积累构建创新过程所需的动态能力的成本低得多,也更为有效。组织外部知识获取是医院在不确定性环境下生存的必要条件。

6.1.2 组织能力对组织绩效的影响

本书提出的假设 3、假设 4 分别描述了医院技术能力与组织绩效、医院市场能力与组织绩效之间的关系。实证结果表明,医院技术能力对组织绩效存在正向影响,医院市场能力对组织绩效存在正向影响。

技术能力和市场能力是组织重要的资源,基于资源的理论认为,它们对组织绩效具有重要的影响。我们的这一结论进一步丰富了人们对于技术能力和市场能力的认识。动态能力理论认为动态能力是组织持续竞争优势的来源,但是如何应用动态能力也是一个有价值的问题。Barney(1991)明确指出,在动态变化环境下,组织实现持续竞争优势的两种重要途径就是战略变化和创新。国内学者冯进路(2006)指出,动态能力可以促进组织探索性创新效率和效果的提高,扩展了组织对动态变化环境下实现竞争优势的认识。我们的研究认为,医院技术能力和市场能力是医院在动态变化环境下两种重要的组织能力,它们可以帮助医院在经济转型时期实现组织绩效的改善。这一结论丰富了人们对于动态能力来源和应用的认识,可以更有效地帮助医院通过技术能力和市场能力的提升和应用来实现持续竞争优势,为今后更深入地研究动态能力的来源和应用提供了新的思路。联盟知识共享是一种组织学习途径,通过这种途径,联盟各方可以获得自己所需要的知识,而这种知识通过其他途径难以获得(Inkpen,1995)。外部知识与组织已有知识的整合可以促进组织技术能力和市场能力的提升,使组织在动态环境下实现持续竞争优势。

本书提出的假设5描述了医院技术能力与市场能力的交互作用对组织绩效的影响。从实证结果来看,上级医院技术能力与市场能力的交互作用对组织绩效存在正向影响得到了验证;但下级医院技术能力与市场能力的交互作用与组织绩效之间不存在任何显著的相关性,因此本书提出的假设5在上级医院获得了统计检验的支持,而在下级医院未能通过统计检验的支持。

对于上级医院而言,由于其具有强大的技术能力,而医疗服务的基础就是医院的技术能力,因此技术优势可以弥补其市场能力的不足。然而,上级医院也并非在每一方面都具有技术优势,此时其通过对患者需求和竞争对手情况的掌握,并采取积极主动的市场开发措施,通过市场能力的提升又可以弥补其技术能力的不足。技术能力和市场能力可以相互弥补,从而对组织绩效产生正向交互作用。

对于下级医院而言,因其资源有限,使得技术能力和市场能力难以同时发展,一种能力的发展往往是以牺牲另一种能力的发展为代价。当下级医院投入较多的资源发展技术能力时,就会降低其对市场能力开发的投入;反之,当下级医院投入较多的资源发展市场能力时,资源约束使得其降低对技术能力发展的投入。

技术能力的获得是一个困难的、复杂的和长期的过程,需要持之以恒的积累。虽然目前已有一些医院认识到这一点,但由于对技术能力积累的机制认识不明确,存在着积累途径单一或由于不能在医院发展过程中及时转换而造成积累途径与医院需要不适应等问题。由于知识具有情景因素特征,具有特定的背景(Szulanski,1996),知识的有效使用和作用的有效发挥需要特定的知识环境。只有那些具有较强能力的医院才能够快速构建知识资源所需要的情景因素和技术路径,并理解这种特定的背景,通过理解这些知识的真正内涵,对资源重新分配,构建从联盟所获取知识应用于服务改进中所需要的特定知识环境。组织能力是组织在工作中所积累的知识、经验、技能。能力强的组织能够正确分析、理解、解释和处理从联盟中所获取的知识,并能正确运用这些知识。只有这些组织才能够构建联盟知识所需要的特定知识环境和技术路径,使它们发挥应用的作用。因此对于下级医院而言,技术能力和市场能力较难同时发展。

6.1.3 知识共享对组织能力影响的比较分析

6.1.3.1 内部效应比较

本书提出的假设 6a、假设 6b 分别描述了联盟知识共享对医院技术能力和市场能力影响的比较分析。实证结果表明:对于上级医院而言,知识共享对技术能力的影响要小于知识共享对市能力的影响;对于下级医院而言,知识共享对技术能力的影响要大于知识共享对市场能力的影响。

由于不同层级的医院条件不同,因此他们参加联盟的动机不同。上级医院具有技术优势,其参加联盟的目的是通过扩大自身的服务范围,充分发挥冗余资源的作用,从而提升自身的市场能力。而下级医院具有技术劣势,其参加联盟的目的是通过向上级医院学习先进的医疗技术,提升自身的技术能力。动机产生行为,因此上下级医院在学习对方技术知识和市场知识方面的努力程度就会不同,从而影响对相关知识的吸收,使得上级医院技术能力的提升要小于市场能力的提升,下级医院技术能力的提升要大于市场能力的提升。

6.1.3.2 外部效应比较

本书提出的假设 7a、假设 7b 分别描述了联盟知识共享对不同层级医院技术能力和市场能力影响的比较分析。实证结果表明:知识共享对上级医院技术能力的影响要小于知识共享对下级医院技术能力的影响;知识共享对上级医院市场能力的影响要大于知识共享对下级医院市场能力的影响。

由于上级医院与下级医院相比具有明显的技术优势,联盟知识共享扩大了双方的交流与合作,使下级医院可以学到较多的上级医院的技术知识,而下级医院向联盟贡献的多是日常诊疗信息,这对于技术能力较高的上级医院具有较低的价值,因此知识共享对上级医院技术能力的影响要小于知识共享对下级医院技术能力的影响。由于下级医院直接面向基层群众,它们了解群众的需求。下级医院规模小、转型快,它们能根据群众需求的变化及时调整自身的服务策略,因此下级医院一般具有较强的市场服务意识。联盟知识共享可以使上级医院及时获取有关市场需求信息,并根据市场需求调整自身的服务,因此联盟知识共享对上级医院市场能力的影响要大于知识共享对下级医院市场能力的影响。

6.1.4 联盟控制的调节作用

6.1.4.1 契约控制的调节作用

本书提出的假设 8a、假设 8b、假设 9a、假设 9b 分别描述了契约控制对于联盟知识共享与上级医院技术能力、下级医院技术能力、上级医院市场能力、下级医院市场能力之间关系的调节作用。实证结果表明:契约控制负向调节了联盟知识共享与上级医院技术能力之间的关系;正向调节了联盟知识共享与下级医院技术能力之间的关系;正向调节了联盟知识共享与上级医院市场能力之间的关系;负向调节了联盟知识共享与下级医院市场能力之间的关系。

技术知识往往会涉及到关系医院竞争优势的核心知识,知识拥有者为了自身的竞争地位往往不愿意向他人传授,因此下级医院希望存在明确的契约以保证上级医院向自身传授技术知识。虽然契约控制是一种短期的控制方式,在联盟的初期是有效的,但由于医院联盟在我国的实践时间较短,所以契约控制对于下级医院迅速提高技术能力是十分重要的。同样,下级医院因自身技术能力较低,于是努力发展市场能力便成为其应对不确定环境的重要手段。没有一定的契约保证,下级医院是不愿意开放自身的市场,所以契约控制对于上级医院提高市场能力具有正向调节作用。由于医院联盟是上级医院利用自身的技术换取下级医院的市场,所以契约控制会负向调节联盟知识共享与上级医院技术能力的关系、负向调节联盟知识共享与下级医院市场能力的关系。我们的这一结论从实证的角度进一步支持了 Dyer 和 Sigh(1998) 的观点。他们首先从理论上指出契约控制是最基本的联盟控制方式,并认为联盟过程特征的最优联盟控制方式应该是在合作的初期强调契约在约束联盟成员行为中的重要性。

上下级医院技术力量的不对等使得下级医院更多的是依赖于上级医院,这样下级医院便成为委托方,上级医院就成为代理方。委托关系的存在使得在签约后的合作过程中因信息不对称所带来的一方容易违反合同约定而产生道德风险。委托代理理论认为,个体总是追求自身效益的最大化,而合约安排只能在满足个体理性的基础上实现集体效益最大化。否则,成员可能产生拒绝参加联盟或机会主义行为,这将不利于联盟整体的发展。为了平衡联盟中的利益冲突,降低合作中的道德风险,需要制定一系列的契约来实现各方的目标。在信息不对称的情况下,委托方很难预测到代理方采取的具体行动,若对方在合作过程中偏离了契约的规定,自身将会受到损失。由于知识传递方所采取的行动依赖于知识接受方所提供的报酬合同,如果在报酬合同中设置了激励,知识转移方的行动及决策将会受到报酬合同的诱导而提高知识转移的努力程度,促进联盟合作的稳定性和长期性,因此在合约中增加激励条款是预防机会主义的重要手段之一。

6.1.4.2 关系控制的调节作用

本书提出的假设 10、假设 11 分别描述了关系控制对于联盟知识共享与医院技术能力之间、知识共享与医院市场能力之间关系的调节作用。实证结果表明:关系控制负向调节了联盟知识共享与医院技术能力之间的关系;正向调节了联盟知识共享与下级医院市场能力之间的关系等得到了统计数据的支持,但关系控制正向调节联盟知识共享与上级医院市场能力之间的关系未获得支持。

上述结果表明,由于医疗技术知识事关人的生命健康,它的学习和使用是一个漫长的过程,政府有关部门对其有着严格的要求。对于技术力量较为薄弱的下级医院,要想掌握有关技术知识需要投入大量的人力、物力,在资源有限的情况下,努力发展与上级医院的互信、互利关系,将自身的技术难题外包给上级医院,使得下级医院遇到技术困难后有上级医院作为技术支撑,从而可以降低自身对技术的投入,从而负向影响其技术能力的提升,这一结论为 Young(2005)观点提供了实证支持。Young 认为在某项业务落后的情况下,医院可以将其外包出去,以便集中于核心业务。当上下级医院关系较好时,上级医院就会努力满足下级医院的技术要求(例如派专家到下级医院长期坐诊)。由于上级医院为下级医院可以付出较多的人力、物力,从而影响其在技术能力方面的投入,并进一步影响其技术能力的提升。这一结论与 Uzzi(1997)提出的过度社会化会降低联盟效率的观点相吻合。Uzzi认为联盟成员间丰富的社会化关系和社会资产能保证双方较深层次的信息交流,然而可能会减小企业获得信息的范围,阻碍企业与其他更有能力的合作者之间建立合作,从而影响联盟的效率。

关系控制可以弥补契约控制所无法兼顾或监督的方面,保持伙伴关系的平衡发展。在采用关系控制的联盟关系中,监控是通过个人间的相互信任完成的,这种长时间的相互作用与沟通,导致双方信息交换更为顺畅,可以有效提高双方合作的效率和质量,因此促进了联盟的稳定性和高效性。由于医院服务范围一般受地域限制,有着相对固定的服务人群,所以市场知识一般较少涉及医院核心技术知识等关系到组织未来竞争力的内容,因此在医院联盟中双方之间的信任和承诺往往已经足以保障联盟知识共享与市场能力之间的关系,从而有助于降低联盟成员之间的交易成本。本书的分析结果间接地验证了 Gulati(1995)、Madho(1995)的观点,他们认为,对于企业间联盟而言,信任控制可以减少联盟的交易成本、促进成员之间的相互合作。

在假设 11 中我们认为关系控制会正向调节联盟知识共享与医院市场能力之间的关系,但分析结果表明,这一假设在上级医院并未获得统计分析的支持。这可能是由以下几个原因导致的:

(1)由于上级医院的合作目的是扩大市场,而下级医院因技术能力较弱而主要依靠市场能力生存,因此下级医院为了追求自身利益最大化,内心并不愿向上级医院开放自己的市场。如果双方合作靠关系控制来维持,那么下级医院势必在开放市场方面产生机会主义行为。

(2)如果关系控制越强,那么上级医院对下级医院的关系嵌入越深,而下级医院可供利用的市场资源有限,这样医院之间的合作关系不仅不能为上级医院带来实惠,反而会成为上级医院的一个包袱。

(3)医疗服务的信息不对称性使得许多本来可以在下级医院就诊的患者盲目到大医院就诊,造成大医院出现"看病难"现象。通过合作,下级医院日常疾病的诊疗水平会有一定提高。由于下级医院诊疗成本较低,所以对于能够在下级医院治疗的疾病,患者不再到上级医院进行诊治,造成上级医院市场能力的提升受到影响。

(4)对于上级医院而言,日常疾病的诊疗费时费力,成本—效益较低,并且使自身不能将全部精力投入到教学和科研上。为了减轻日常疾病的诊疗负担,上级医院将充分利用合作关系帮助下级医院提高日常疾病的诊疗水平,并将常见病的诊疗业务转交给下级医院。随着关系控制的增强,下级医院常见病的诊疗技术迅速提高,形成小病进社区医院,大病进核心医院,不同功能的医院按其定位平稳运转的局面。这样,双方关系越好,上级医院与普通患者的接触机会越少,从而降低上级医院对普通患者医疗需求的了解程度,并影响上级医院在日常疾病诊疗上的市场能力。

6.2 理论贡献

本书首先从组织学习理论、组织能力理论出发,探讨了联盟知识共享、组织能力构建、组织绩效改善之间的关系;然后进一步利用交易成本理论和社会交易理论探讨了契约控制和关系控制对联盟知识共享与医院技术能力/市场能力之间关系的调节作用。这样本书就将联盟知识共享、组织能力构建、联盟控制方式、组织绩效纳入一个研究框架,揭示了"组织外部知识获取→组织能力构建→组织绩效改善"这一理论现实,使我们对各要素之间关系的理解更为深入。

本书第一个理论贡献在于把组织学习理论、组织能力理论等结合起来,探讨了联盟知识共享对组织能力的影响,丰富了Sirmon(2007)等人提出的资源管理框架。资源管理是一个为客户、所有者创造和保持价值的结构化资源组合、整合资源构建能力以及发挥能力的综合过程,它涉及一系列需要识别机会、发展竞争优势以成功开拓机会的综合行动。我们认同在稳定的环境下组织能力主要来自于组织的内部,但是在快速多变的环境下,联盟知识共享可能要比组织内部知识积累更有效、更灵活,是组织技术能力和市场能力的又一个更为重要的来源。组织内部能力开发需要投入较多人力、物力、财力和时间,其能力开发的效果和速度可能难以适应竞争环境迅速变化的要求。通过建立联盟,可以迅速联合与共享所需知识、能力及其他资源,通过互补和协同效应实现创新过程中动态能力的开发,同时还可以分摊成本和风险。另外,联盟的出现是为了在拥有不同知识基(knowledge base)的不同组织之间实现知识共享。不同组织的联盟能够实现差异化能力的联合,有助于一个组织学习和共享另一个组织的动态能力,帮助组织扩展和改善其动态能力基础。更为重要的是,通过与外部能力的结合,能够创造出更多单个组织所不能获得的新的动态能力。这与以前的认识是不同的,因此,我们的研究就扩展了理论界关于动态能力来源的研究,加深了人们对动态能力的认识,为更有效地利用动态能力奠定了基础,从而进一步完善了组织的动态能力理论。这一结论同样为Eisenhardt等(2000)和Chen(2004)的研究提供了实证研究的支持。他们认为组织可能通过联盟的知识转移从组织外部获取新知识,从而有利于动态能力的构建与发展。利用知识共享平台,组织不仅可以提高自身解决问题的能力,而且可以产生新的思想,从而形成新的组织知识(Nonaka,1994)。联盟知识共享是组织技术能力和市场能力构建的重要知识来源,这使得"资源管理"目标更为具体。

本书的第二理论贡献在于基于组织能力理论,论证了技术能力和市场能力是组织持续竞争优势的来源。单纯拥有知识资源并不能保证组织竞争优势的发展或者价值创造(Sirmon,2007),也就是说,拥有有价值的、稀缺的、难以模仿和不可替代的知识资源是必需的,但这并不是价值创造的充分条件。只有在组织环境情境内,当资源被评估、使用和调遣配置的时候,价值才被创造出来。因此,组织的资源是通过能力的作用产生竞争优势。组织能力是知识运用的结果,具有不可交易性,只能表现于组织行为过程中,而且能力在不同组织之间往往具有异质性,较难为竞争对手所模仿,因此组织能力对组织竞争优势的获得与保持具有重要作用。

如果组织具有较强的技术能力和市场能力,那么它就拥有识别、共享和利用其他组织知识的能力,就会有更多的知识进行技术创新和市场开发,并且技术能力和市场能力会对组织绩效产生正的交互作用。但对于资源禀赋较弱的组织,技术能力和市场能力往往难以同步发展,组织应根据自身的实际情况选择合适的发展道路。当组织把从外部吸收的知识应用于自身的工作中时,便可以提高组织的工作效率和生产力(Ataay,2006),从而改善组织绩效。组织要获得长期的成功就必须不断提升、改善自身的资源、能力状况。

本书的第三个理论贡献在于基于交易成本和社会交易理论探讨了契约控制和关系控制在联盟知识共享、实现组织技术能力和市场能力提升中的作用。以往针对联盟控制的研究往往是以降低交易成本、防范合作中的投机行为为目标的,然而随着联盟实践的深入,有效地价值创造成为了联盟最主要的功能和目标。从价值创造的角度来看,本书这一研究结果表明,契约控制可以促进下级医院技术能力的提升和上级医院市场能力的提升。由于契约主要是规定上级医院对下级医院技术能力的帮扶和下级医院对上级医院的市场开放,因此契约控制会负向调节联盟知识共享与上级医院技术能力之间的关系和下级医院市场能力之间的关系。我们的实证研究结果再次强调了契约的重要性。本书从联盟控制内容方面扩展了谢恩(2004)从三种不同价值创造活动的效率角度分析契约控制的有效性随时间变化的问题。由于我们所讨论的医院联盟的历史较短,因此契约控制是联盟控制中较为有效的方式。由于不同层级医院技术能力差异较大,下级医院的吸收能力较弱,而医疗技术知识的掌握又是一个漫长的过程,因此随着双方关系的加强,下级医院将由向上级医院学习技术知识转为将技术难题外包给上级医院,因为这样可以降低学习成本,使有限的资源应用于自身的核心竞争能力。同样,上级医院将由向下级医院传授技术知识转为直接向下级医院提供技术服务,因为这样将降低传授成本。其结果是,关系控制负向调节了联盟知识共享与上级医院和下级医院技术能力之间的关系。

6.3 实践意义

6.3.1 知识共享是医院知识管理的关键

6.3.1.1 医院知识管理的内涵

医院知识管理(Hospital Knowledge Management,HKM)是一个对医院管理领域及业务领域的所有知识进行集中管理的过程,包括知识的收集、整理、运用等步骤,并建立知识的创造、共享等一整套有效的机制,其核心是要创造一种隐性知识与显性知识相互转化的机制和平台,实现医院知识的交流与共享,提高医务人员和医院整体的知识水平和技能素质,实现医院的产品创新和过程创新,提高医院的医疗技术水平和服务质量,提高医院的生产率,最终使医院在日趋激烈的医疗市场竞争中求得生存和发展(郭志武,2005)。在这里,医学知识管理不是独立运作于医院业务之外,而是渗透到医院的每一个临床科室和医疗业务流程中。医院的医疗服务不是简单的医学知识输出,而是不断的医学知识输入和医学知识输出的过程,它要求医务人员不断学习,要求医院成为学习型的医院。

在知识爆炸的今天,医生对患者诊疗过程中所需要的知识量十分巨大,面临的医学知识也前所未有,这仅仅依靠个人的能力是无法完成的。只有通过知识管理,建立医院的知识体系,才能形成和利用更多的知识,使整体知识得以扩大,组织知识的积累又反作用于个人,使得个人知识不断扩展。在这个循环的过程中,组织的知识积累越来越丰富,也就越能成为医院独有的知识。因此,医院应将医生的个人知识及时加以整理,使其变为组织的知识,知识的潜能才有可能发挥出来。

医院在对病人进行检查、诊断、治疗的过程中必然会涉及到知识的获取、传播、使用过程。医院的知识管理是通过有效地采集、积累和利用有关知识和信息,并对其进行科学的分类和整理,创造性地应用于医疗过程中,从而提高各种医疗资源的利用效率。医院知识管理的主要职能有以下几个方面。

A 确定医院的知识管理战略

在医疗过程中,涉及大量医疗知识的生产、获取、应用和传播,这也成为决定医务人员的业务能力的主要因素。医院要获得整体的生存与发展能力,提高为社会服务的效率和质量,就必须建立系统的知识生产、获取、应用、传播的战略构思。

B 加强知识交流和共享

知识只有在交流中才能发展,也只有通过共享和交流才能产生新的知识,知识共享有助于提高医生个人的医疗能力与医治效果。对一个医院来说,在医院内部各个部门、各个员工之间,在医院内部和外部之间都应加强知识的交流和共享,否则就不可能实现知识的创新。医院应制定相应的激励措施,鼓励员工进行知识交流和共享。

C 加强知识创新和自有知识产权保护

医院作为知识生产组织之一,必然会在临床实践和研究中产生大量的知识性成果,因此医院必须重视知识创新,激励员工做出知识贡献,加强自有知识产权的开发和保护,实现知识资产的价值。同时,为了使知识流程变得顺畅,理顺医院内部的组织结构也是十分必要的。

D　完善知识管理评价

知识管理评价体系是医院知识管理的有机组成部分。好的评价体系可以使医院领导层更准确、合理地评价人员、医院目标、计划方案和项目,以便有效分配卫生资源。评价体系能激励员工采取更优的行动,作出明智的决策,实现个人目标与组织目标的最佳结合。

6.3.1.2　医院知识管理的意义

医院是知识密集型和技术密集型的单位,其医疗工作和业务收入靠的是医学知识的创新。随着我国加入 WTO 所带来的医疗市场开放和医疗体制改革的深化,以及新的医疗保障制度的建立,我国医疗市场竞争日趋激烈。医院要在激烈的医疗市场竞争中求得生存和发展,必须提高自身的竞争力,提高自身的医疗技术水平和医疗服务质量。医院真正的竞争力在于医疗技术服务水平,其实质是医学知识的创新、应用和管理水平。通过临床医学知识管理,可以实现知识的积累和知识的共享,完成医务人员的继续教育和规范化培训;通过会诊、病例分析、诊断治疗方案讲座、新技术研讨等知识交流与应用的形式,使得临床医学知识实现最大限度的共享和利用。医学知识管理已成为医院提高竞争力、提高医疗技术水平和服务质量的有力措施。

6.3.1.3　知识共享是医院知识管理的关键

相对于其他行业而言,医院的知识复杂度较高,因此,其知识管理的难度较大,需要解决的问题也较多。作为知识管理的中心环节,知识共享直接制约着知识的创新和交流,更关系到知识管理的效果,是知识管理成效的一个衡量标准。

医疗诊断与诊治过程,实际是医院知识共享的过程。医疗诊断与诊治过程涉及到多学科医学知识,这些学科包括临床、护理、药剂、检验、麻醉、营养、康复、心理以及医院管理,甚至有时包括法律、伦理等。更重要的是,医疗诊断与诊治的持续改善,始终贯穿着持续吸纳医院、医生、护士、管理人员和患者的知识,是一种典型的较为复杂的知识共享活动。这种典型的知识共享活动,需要有相关的知识共享理论的指导。

长期以来,我国医院普遍缺乏知识管理,对知识管理的重要性认识不足,致使医院知识体系存在以下问题:知识分布不合理,许多应该属于医院的知识,掌握在个人手中,核心知识被中层或基层控制,高层实际上被架空;缺乏知识共享机制,形成知识孤岛,造成诸侯割据的局面,使医院的整体协调困难,效率下降;缺乏对知识的吸纳机制,医务人员外流导致知识资产流失,大量核心技术被带走。

要想有效地解决上述问题,医院只有通过有效的知识管理,使知识能够有序地交流和共享,知识共享是医院提高知识管理效率、提升医疗技术水平和服务质量的有力措施。医院也只有进行有效的知识管理,使知识能够有序地交流和共享,才能为医院知识创新提供有利的知识管理环境。我们之所以在知识管理中强调共享原则,是因为知识共享并不是大多数人出于主动的行为,很多人都是隐藏自己的知识,有的还抱着怀疑的态度看待别人的知识,甚至有些人还会抵制他人的知识。因此,我们认为可以利用的知识不一定会变成能够充分利用的知识。

6.3.2 医院间知识共享的影响因素

在医院联盟中,无论核心医院还是社区医院,它们往往既是知识的转移方,又是知识的接受方。因此,医院联盟中的知识共享是医院知识在医院之间的双向流动,其共享过程如图 6-1 所示。由于知识共享可以看做是双方相互进行知识转移,因此知识转移的影响因素也即是知识共享的影响因素。

医院联盟中知识转移的影响因素很多,本书主要从知识转移渠道、联盟成员的自身特性、伙伴间的关系特性以及联盟环境的波动性等方面对此进行了探讨。由于核心医院的功能和任务,核心医院对社区医院的知识转移一般要高于社区医院对核心医院的知识转移。因此,下面将主要讨论核心医院对社区医院的知识转移。

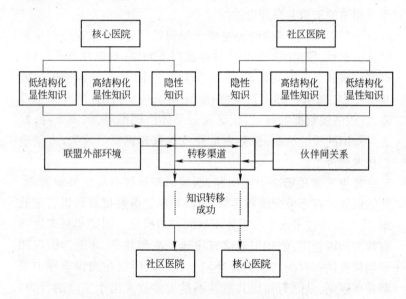

图 6-1　医院联盟中知识转移过程模型

6.3.2.1　知识转移渠道

知识转移渠道就是知识在传递者和接受者之间进行转移的媒介与途径。根据沟通理论,本书将医院联盟中知识转移渠道分为正式渠道与非正式渠道两类。

A　正式渠道

正式渠道指的是通过契约明文规定的方式进行信息的传

递和交流。联盟成员间通过正式渠道联系越广泛,它们之间的沟通密度越高,传输内容也越丰富。由于核心医院承担着对社区医院进行专业培训的任务,所以,通过正式渠道,社区医院从核心医院获取的知识一般要多于核心医院从社区医院获取的知识。

社区医院从核心医院获取知识的渠道主要是培训,培训途径有院内培训和院外培训。培训形式有岗前培训、在岗培训和离岗培训。培训方法有:(1)讲授法,如学术讲座、学术会议;(2)读书辅导法;(3)进修、研修法;(4)"头脑风暴"法;(5)角色扮演法;(6)实践操作训练法,如护理岗位练兵、"三基"训练;(7)案例教学法,如临床病例讨论、病理讨论、死亡病例讨论、疑难病例讨论等;(8)研讨法,如会诊、专题研讨会等。

B 非正式渠道

非正式渠道是一种个人之间的、非正式的沟通与交流。医疗技术知识主要是隐性知识,当隐性知识成为医生核心能力的来源时,它的转移就会导致自身竞争优势的下降,一般医务人员会有所保留而不愿传授。另外,病人的情况千差万别,即使同一种疾病其治疗方法也会因人而异,所以正式渠道对于医院隐性知识的传递作用不大。解决知识隐性的办法就是经常邀请核心医院的知名医生到社区讲学、会诊,增加医生的交流机会。通过医生间面对面交流,社区医生可以从核心医院医生身上学到分析问题、解决问题的方法,经过不断实践变为自己独立处理问题的能力。

一般来说,正式渠道有利于医院联盟伙伴间显性知识的转移;非正式渠道有利于医院联盟伙伴间隐性知识的转移。

6.3.2.2 联盟成员的特性

核心医院和社区医院是知识转移的主体,他们对知识转移的态度和能力对知识转移的成功有着重要的影响。

A 核心医院的特性

a 保护意识

核心医院的保护意识是指其愿意将知识提供给社区医院的倾向性。医院隐性知识的特点是自我的、私人的，一般而言，拥有独特知识的一方都倾向于实行"知识垄断"。这主要源于知识外溢会造成权力的丧失。当知识是个人核心能力来源时，它的转移会导致自己竞争优势的丧失，那么知识转移方对它的保护程度将会很高；反之，当知识属于非核心知识，它的转让不会威胁自身的竞争能力时，对它的保护程度就会降低，通过学习获得的可能性比较大。

为了得到核心医院在医疗技术上的帮扶，社区医院应尽量选择自己具有一定基础，但与核心医院的核心技术有一定差别的专业开展合作，由于这样不会对核心医院的医疗市场构成威胁，因而可以降低核心医院对知识的保护意识，使自己可以从核心医院获得更多的知识。社区医院可以根据疾病的类型、病人的人口特征以及医院特有的医疗技术等特点，在细分的医疗市场上由一个或几个学科形成专科特色和拳头产品。在当地医疗市场内创建具有较高社会知名度的品牌效应，以此带动整个医院的发展。因此，保护意识不利于医院联盟伙伴间的知识转移。

b 知识传播能力

知识传播能力是指核心医院通过适当的方式对知识进行解释和编码，确保社区医院能够理解和接受知识的能力。在医疗技术知识转移的过程中，核心医院应根据社区医院的特征对知识进行适当分解，以合适的方式转移知识。对于显性知识，双方无须面对面交流，通过公共传输媒介，社区医院便可直接搜寻到所需要的知识，但核心医院对知识的正确表述能力会对社区医院理解和掌握知识产生影响。对于隐性知识，双方还需要面对面进行切磋。同时,核心医院的经验越丰富、转移能力越强,知识越容易被对方所理解和接受。知识传播能力有利于联盟伙伴间的知识转移。

B 社区医院的特性

从知识转移方获取知识的愿望和吸收能力是影响知识转移效果的重要因素(Cupta,2000)。

a 吸收意识

吸收意识是指社区医院是否存在明确的从核心医院汲取知识的主动程度。如果社区医院某个专业的发展直接决定着医院的生存,那么社区医院将会有较强的吸收意识。吸收意识决定了社区医院在搜寻和获取外部知识的过程中的努力程度。如果社区医院参加联盟的意图是为了向核心医院学习技术知识,那么它就会尽力采取措施去搜寻医院所需要的知识,并关注医院间的知识转移。吸收意识有利于医院联盟伙伴间的知识转移。

b 吸收能力

吸收能力是企业从外部消化和复制新知识用于商业化目的的能力(Cohen,1990)。Zahra 和 George(2002)将其进一步区分为潜在的吸收能力与实现的吸收能力,前者强调获取与同化外部知识的能力,后者包含转换与利用知识的能力。对于潜在吸收能力强的医院,医院更能获取到有用的知识,并经过同化过程,把这些知识转变为组织所能够掌握的知识。对于实现吸收能力强的医院,医院更能把从外部获取并同化了的知识资源转换成自己能够应用并且顺利应用的技能,真正实现知识转移,提高组织绩效。因此,吸收能力有利于医院联盟伙伴间的知识转移。

6.3.2.3 伙伴间的关系特性

医院联盟是医院间的合作关系,联盟目标能否顺利实现不仅取决于医院自身的努力程度,而且取决于双方间的合作关系。

A 伙伴间的交互作用

a 伙伴间的信任

信任是一方相信另一方不会去利用自己易受攻击的弱点去获取利益。在医院联盟的知识转移过程中,信任可以使联盟成员间减少不必要的契约安排,从而减少了资源和精力的浪费,使核心医院更加专注于知识转移,社区医院更加专注于组织学习。另一方面,信任可使核心医院减少甚至消除对知识的自我保护意识,使其不必防备社区医院的机会主义行为。尽管信任中隐含着风险,但是信任可以降低核心医院对风险的预期,从而激发其进行有效的知识转移。

由于社区医院在技术上对核心医院有较强的依赖性,所以社区医院一般会按照协议约定利用核心医院的转移知识。随着合作的顺利进行,核心医院对社区医院的信任会进一步加深,并会更加乐意将其剩余的服务能力转往社区医院。因而,伙伴间的信任有利于医院联盟伙伴间的知识转移。

b 伙伴间的控制

控制是对联盟计划执行过程中出现偏差时予以调整和修正的过程。根据控制采用的手段,联盟中的控制可以分为两类:正式控制和社会控制(Eisenhardt,1985)。正式控制强调建立和利用正式的规则、程序和政策对各成员的行为和结果进行控制。社会控制是通过建立共同的文化和价值观来减少组织成员目标选择的差异,使受控者实现自我控制。社会控制和正式控制可以看做是联盟控制中的一软一硬的两个方面,它们关键的不同之处是在形成联盟时有没有指明或难以指明的行为和结果。当结果的度量比较难时,社会控制是最有价值的;当结果容易度量时,正式控制比较有效。

在医院联盟知识转移过程中,由于医院的显性知识一般通过正式渠道获得,并且其转移结果较易度量,因此通过正式控制可以促进核心医院的知识转移速度和数量。而隐性知识隐藏在核心医院医生的头脑中,转移了多少、转移者努力程度如何,其他人不得而知。对此,正式控制难以奏效,而通过建立共同的文化和价值观可以减少转移方的机会主义行为。因此,正式控制有利于医院联盟伙伴间显性知识的转移;非正式控制有利于医院联盟伙伴间隐性知识的转移。

B 伙伴间的差异

a 文化差异

文化差异是指知识转移各方之间的组织文化和规范(价值体系、管理及认知模式等)的差异程度。文化差异不仅会阻碍合作者间信息的交流和学习,成为知识转移的障碍,而且还会对合作产生破坏性后果。实证研究表明,文化差异较大会显著削弱组织间知识转移的进程(Allen,1997)。

核心医院通常有上百家联盟伙伴,联盟关系基本上是建立在科室基础上的合作。因为科室是医院医疗业务的执行单位,医院之间的交流归根结底是科室之间的交流。相同或相近科室直接建立合作关系,共同的专业基础可以减少科室间的沟通障碍,有利于人员的交流和专业特长的发挥。文化的相近或相容使得知识转移效率较高。因此,伙伴间的文化差异不利于医院联盟伙伴间的知识转移。

b 知识差异

知识差异是知识转移方和知识接受方所拥有知识的差异程度。它对医院间知识转移的影响是双重的。一方面,核心医院和社区医院所处的情境、所拥有的知识背景的不同会使他们不能很好地理解对方的知识。如果双方知识差异太大,他们之间学习的中间环节就会增多。如果合作伙伴的基础差距过大,他们之间的学习就变得几乎不可能。当社区医院与核心医院在某些业务方面相差悬殊时,社区医院往往会将病人直接转到核心医院,双方基本上没有知识转移。

另外,如果合作伙伴间知识差别小,伙伴间没有太多的知识值得转移,伙伴就可能对他们的知识转移行为感到不满。这也是为什么技术力量相近的医院难以形成联盟的一个重要原因。实际上,有效的知识转移存在的一个前提就是合作伙伴间具有一定的知识差异。知识资源的异质性可以弥补双方的资源缺口,提高组织的竞争能力。因此,伙伴间的知识差异与医院联盟知识转移成功是一种倒 U 形的关系。

6.3.2.4 联盟环境与环境波动

联盟环境是指联盟医院在进行决策时所要考虑的与联盟外部相关的物理及社会的因素。环境波动是指一些关键环境变量在不同时期所表现出的明显变动。如以前由于看病难、看病贵,核心医院缺乏病源。为了吸纳社区医院的病源,使自己在激烈的市场竞争中赢得竞争优势,核心医院与社区医院合作得非常顺利。最近,随着国家医疗体制的改革和一系列公共卫生政策的出台,以及城镇医疗保险和农村合作医疗的顺利开展,群众就医渠道得以拓宽,就医负担得以减轻,核心医院开始出现了人员爆满现象。由于核心医院有了稳定的病源,因此为获取病源而合作的积极性开始下降。外部环境的波动影响了核心医院主动进行知识转移的意愿,阻碍了知识转移的顺利进行。因此,环境波动不利于医院联盟伙伴间的知识转移。

6.3.3 提高医院间知识共享水平的措施

联盟中的知识转移过程是可以进行管理的。不管面对怎样的学习情况,知识转移的目标都是要使知识转移能够达到预期目标。有效的知识转移,或称成功的知识转移,是每个联盟医院在学习中追求的目标。知识转移过程虽然存在随机和不可控因素，但它并不是一个随意发展的过程。正如有些学者发现的，一个组织可以制定政策、结构和程序来促进知识转移的有效进行。在某种程度上，联盟的形成代表这一战略的开始，这种战略能使联盟企业获得知识转移所需的经验、行为和决策（Inkpen，1998）。然而，联盟的形成并不能确保联盟知识转移的有效实现，医院管理者必须采取明确的方法步骤使得知识转移能有效进行。在知识转移过程中，联盟医院会遇到需解决的问题。首先联盟医院要评估联盟知识的价值，面对有价值的联盟知识，医院将有动力为知识转移付出努力，若联盟知识没有价值，大多数联盟就没有成立的理由。接下来，联盟医院面对的是联盟知识的可获性问题，如果联盟知识是可获的，联盟中的知识转移就会发生。在进行知识转移时，联盟医院要面对知识转移的效率问题。如果医院自身的技术能力和市场能力较强，那么知识转移的效果就会较好。如果对以上这些问题都能得到满意的回答，医院在联盟中有效的知识转移就会实现。由上面的分析可知，在联盟知识有价值的假设下，知识转移要能有效地进行，首先必须保证知识是可获的，也就是说，只有满足知识可获性这一前提条件，才能谈知识的有效转移。因为，知识转移是联盟知识管理的出发点，也是知识管理的目标所在。

6.3.3.1 加强医院内部医务人员间交流和共享

Hansen（1999）等认为，显性知识可以通过结构化的程序（如管理信息系统）以及相关的制度等来进行共享，Davenport 和 Prusak（1998）也指出，较明确的知识（即显性知识），可以通过格式化和编码化的文件或数据库的形式体现，从而可以进行较准确的知识共享。相对于显性知识来说，隐性知识的转移与共享则困难得多（Szulanski，1996）。Polanyi（1966）认为大部分的人类知识是与背景相关的（context bound）、具有高度的企业专属性（firm-specific）和内隐性，因而难以有效地表达与转移。隐性知识主要通过密集的人际接触进行转移和共享,而很少使用结构化程序。人际接触的手段包括伙伴合作、个人指导(mentoring)或师徒传承、小组工作(teamwork)、企业内的人际网络、面对面谈话的机会等,也可以使用信息技术提供的共享知识的手段。通过相互学习和交流经验,实现知识在有限范围内的扩散。

医院隐性知识是难以用文字及符号表达出来的,只能通过语言、示范等形式直接交流和学习,且隐性知识的特点是自我的,知识流失会影响到知识拥有者在医院中的地位,因而知识传授方会有所保留而不愿传授。此外,知识接受方也会存在"文人相轻"的思想而对他人的隐性知识不予重视。医院应创造条件促进和提倡医院内部隐性知识的交流与共享。如加强病例讨论、跟随诊疗和同台手术等。鼓励名医实行导师带徒制度,给名医一个名分,使他们无后顾之忧。医务人员交流和传递个人隐性知识是个人隐性知识向群体、组织隐性知识转化,可以促进医院知识的创造。

6.3.3.2 加强医院与外部医院隐性知识的交流与共享

鼓励医务人员外出进修学习或参加学术会议,请外院专家来本院授课或会诊、指导手术、开展双向转诊,联合开展新技术活动等,促进医务人员对外部知识的学习。调查表明:在开展的医学技术创新中,有23%来源于外出学习(李明生,2002)。因此,医院要重视外出进修学习人员的管理,确保他们把学到的新医学知识带回本院。请专家来院授课或指导诊疗、手术,则是以"请进来"的方式向本院医务人员传授个人隐性知识。联合开展新技术活动是直接利用外部高水平的隐性知识来迅速提高本院相关医学专业的技术水平。加强医院与外部医院隐性知识的交流与共享是提高医院诊疗水平的重要手段。

6.3.4　组织间合作是医院提升能力的一条重要渠道

在经济转型时期,人员流动过大是医院不愿进行人才培养的一个重要因素。近年来,民营、合资、合作医院以灵活的用人机制、优厚的待遇,吸引了公立医院的高、精、尖人才加盟,导致医院花费巨资培养的人才流失了。由于医院知识中的隐性部分通常以经验或技能的形式存在于员工的头脑中,而法律又保护员工自由择业的权利,因此当员工在医院间流动时,这一部分隐性知识的跨组织转移常常是无法避免的。通过制定规章制度等行政手段或依靠法律措施限制员工流动所产生的医院技术外泄和商业秘密流失,其效果并不像想象的那样显著。Lewis & Yao(2003)的研究也认为,在知识主导型的产业中,为了限制知识流动,每个组织都将注意力集中在如何限制员工离职。尽管如此,员工的流动率通常还是相当高。不进行人才培养,医院发展没有潜力;进行人才培养,周期长、花费大,而且难以留住。培养人才、留住人才成了公立医院面临的两难问题。

市场经济具有短期性和投机性,许多技术力量较为薄弱的医院为了在短期内迅速提高医院的人气,往往"借鸡生蛋",从大医院请一些专家坐诊或请一些离退休老大夫在医院行医。尽管离职的员工通常被要求签署保密声明,以防止他们泄露组织的秘密。但是,当医务人员在医院间流动时,他们还是会带走这些在以前的工作中获得的知识、技能与经验。在这种情况下,通过自由流动的医务人员获得医院所需要的技术知识便成为医院普遍采用的方法。由于员工头脑中储存着大量的技术知识,员工离职使技术知识跨组织转移成为可能,现在的法律保护员工自主择业的权利,因此劳动力市场中可以自由招募的员工是医院潜在的技术资源。在这种情况下,雇用了这些员工,就可以利用其头脑中积累的技术知识,实现市场化手段所无法达到的医院技术知识跨组织转移的目的,这对于提高医院技术竞争力,降低其他医院的技术壁垒,促进行业技术进步有着重要意义。医务人员的流动提高了医院的办院效益,节约了人力资源培训成本。由于医院没有自己的人才储备,所以这种模式具有较多的不稳定因素,难以保障医院的持续发展。

由于担心人员流失,所以医院不愿进行人才培养,但是不进行人才培养,医院又缺乏竞争力。虽然请医坐诊可以暂时解决医院的燃眉之急,然而此举并不能保障医院的持续竞争优势。因此,"能力培养"问题成为困扰医院发展的难题。而医院间合作可以加速医院知识在医院间的获取与创新,促进医院能力的培育。

在我国医疗体制改革中,核心医院要积极支持、带动基层医疗卫生机构,让它和城乡的基层医疗卫生机构形成良性互动,即要逐渐建立社区和乡镇的医疗卫生机构的首诊制,疑难重症再转到大医院。反过来,对于大医院确诊的已经建立了治疗方案的患者,需要进一步进行慢性病的管理,或者进行一些疾病的康复等,这些病人可以从大医院再转回到社区卫生服务中心。在这样一个良性互动中,大医院起一种支撑和辐射作用,基层医院由于经常接受核心医院的指导,医疗水平也会得到相应提高。

6.3.5 组织能力在联盟知识共享与医院绩效改善中的中介作用

由于医院知识只有转化为医院的服务能力才能发挥其在医疗服务中的作用,因此医院知识价值的发挥和价值的增值必须通过医院能力来实现。医院能力在联盟知识共享和实现医院绩效改善中的作用表现在以下几个方面。

6.3.5.1 组织能力是联盟知识有效使用的基础

由于知识具有情境因素特征,具有特定的背景(Szulanski,1996),知识的有效使用和作用的有效发挥需要特定的知识环境。只有那些具有较强能力的医院才能快速构建知识资源所需要的情境因素和技术路径,并理解这种特定的背景,通过理解这些知识的真正内涵,对资源重新分配,构建从联盟所获取知识应用于服务改进中所需要的特定知识环境。医院能力是医院员工在工作中所积累的知识、经验、技能。能力强的医院员工能够正确分析、理解、解释和处理从联盟中所获取的知识,并能正确运用这些知识。只有这些员工才能够构建联盟知识所需要的特定知识环境和技术路径,使他们发挥应有的作用,发挥人的积极性与创造性是促进与保障组织学习的重要内容。

6.3.5.2　组织能力是组织外部知识获取的基础

从联盟中获取知识要求医院必须具备一定的对外部知识的理解、吸收、转化和应用能力。医院员工的知识积累是培育员工学习能力的有效途径(Kim,1998)。医院员工学习能力的提高,更有利于对外部获取的知识的吸收、转化和应用。医院员工的知识基础能够促进员工对这些新知识的理解、转化和应用(Zahra & George,2002),成功地把这些知识资源整合到医院的服务改进中去。为了能够充分消化、吸收从外部获取的知识资源,医院员工需要增强知识积累,提高吸收能力,把从联盟中获取的知识转化为员工能够掌握和应用的知识(Cohen & Levinthal,1990;Zahra & George,2002),应用到医院的服务改进中去。如果员工没有足够的知识基础作支撑,将难以消化、吸收这些外部获取的知识,难以把这些知识转化为员工的资源,也难以充分利用这些从联盟中获取的知识资源。

6.3.5.3　组织能力是组织外部知识整合和利用的基础

知识共享要求联盟医院员工加大知识积累强度,充分整合并利用联盟中的知识资源。医院绩效的改善不仅依赖于员工知识存量的提升,而且依赖于员工对知识资源的整合和利用(Leonard,1995),依赖于有效整合现有的知识和从联盟获取的知识。对不同知识资源的经历和对这些知识资源的重新整合能够显著提高医院的服务改进(Rodan & Galunic,2004)。

医院员工的知识积累能够把两个互相独立且不相容的知识体系成功整合,改变知识特征,形成新的知识架构。如果没有知识积累,员工难以整合、利用从外部获取的知识,不能很容易地理解对其具有决定性影响作用的思想和发现,并把这些思想和发现转变为现实的产品和服务(Rosenkopf & Nerkar,2001)。员工知识积累的增强,使得员工能更好地将外部获取的知识整合到自身的知识体系框架内,从而利用从联盟获取的知识提高自身的服务改进能力。

6.3.5.4 组织能力是组织绩效改善的基础

医院员工是医院与患者的直接联系者,他们的知识、能力不仅代表着医院的服务质量,而且直接影响到医院的医患关系,这是医院绩效改善的基础(Winter,2003)。考虑到路径依赖和市场定位(Leonard – Barton,1992),医院员工能力反映了一个医院是否具有能力实现新的竞争优势。随着竞争的加剧,利用员工能力,医院的管理者可以整合、创建或重构医院内外部的各种资源来适应环境的快速变化(Teece et al.,1998)。因此,员工能力便成为医院持续竞争优势的来源。员工能力的提高导致医务人员利用医院知识处理与患者有关问题的综合能力的改善。因此,医院联盟中知识共享不仅可以使医院最大限度地利用现有知识促进服务产品创新(Nonaka,1994),而且还可以使医院通过外部交易关系获取新的关键知识以增强自身的创新能力,提高服务创新速度并增强技术的独特性。

医院要想获得长期的成功,就必须进行技术创新,而医院的能力对技术创新行为具有重要作用。许多学者运用基于资源的理论和基于能力的理论这两种理论从组织内部构成要素方面入手来研究技术创新。根据基于资源的理论,医院是各种资源的集合体,医院的差异从根本上说是其自身资源的差异造成的。对于一个医院,保持竞争优势的唯一方法就是通过创新来不断提升、改善自己的资源、能力状况。医院要创新,就必须有支撑创新的资源和能力,同时医院必须具备学习能力。技术创新过程是包括从新 ideal 的出现到 R&D(研发)、生产加工,最终实现市场价值的一系列连贯的活动。开发和市场推广一项创新必须与医院的资源、能力相匹配。基于技术能力的创新表明医院可以利用目前的资源和技术能力开发新的产品和服务。例如,操作流程和工艺标准;基于营销能力的创新的表明新的产品和服务利用了医院目前的营销能力和资源,包括销售力量、分销渠道、广告宣传、促销、市场研究和顾客服务等。

技术创新固然不能离开一定的物质技术条件,但所有这些条件的实施最终还要靠人。一个具有良好管理能力的医院可以弥补技术创新过程中的重大缺陷。我们认为,这种能力的表现就是能够焕发和激励医院的创新活动和积极性,磨合并协调技术创新的各环节、各部门,在一定程度上减少技术创新的风险和不确定性。另外,医院能力不单纯局限于医院内部环境,它还表现在与外界环境(政府、学术界和其他医院)的沟通与协作上。创新成果只有得到市场的认可才能被认为是一种成功,营销作为技术创新的最终环节保证了创新投入的回收,以及为下一循环的创新提供资金上的准备。因此,市场能力反映了使消费者接受新产品的能力,体现出新产品的市场开拓和市场占有的能力。

6.3.6 政府干预在医院联盟形成和发展中的作用

由于医疗服务市场是一个特殊的市场、不完全的市场,存在着大量的市场失灵。市场失灵是由市场机制本身的弱点和局限性引起的,决定了政府的作用和宏观调控的必要性。这些局限性主要表现在以下三个方面:(1)市场机制的核心——利益驱动机制具有局限性。利益驱动机制并不能解决一切,如基本卫生服务,由于它的社会效益大于个人效益,应强调救死扶伤,而不应以追求利润为其服务的目的。(2)市场机制的供求机制和价格机制是一种事后性调节,它对经济活动和社会发展的战略性问题缺乏敏感,对长远性的行为导向常无能为力,因而不可能及时、迅速地解决运行中的市场失灵问题。(3)竞争机制的局限性。在卫生服务市场,供需双方信息不对称,竞争机制的作用十分有限。而且竞争机制在发挥调节作用的过程中,会逐渐产生它自身的对立物,从而阻碍市场对资源的合理配置。突出的例子就是垄断的产生。医疗服务市场本身垄断早已经存在(供需双方信息不对称、医疗技术垄断、卫生资源垄断等）。因此,市场信号以至整个市场机制的调节效果会发生严重扭曲。

由此可见,光靠市场机制达不到资源最优配置的目的。政府作为社会公共利益的代表,执行的是社会公共权力,有义务在市场效果不合乎公共利益的情况下,伸出“看得见的手”进行宏观调控。政府对医疗服务行为的干预手段一般有:法律、行政和经济三个方面。政府干预措施不仅以经济为基础,还要以社会效益为基础,兼顾效率与公平。

6.3.6.1　法律手段

医疗市场是严格准入市场,行业专业化程度高,是否具备从事医疗护理工作的资格就成为能否进入医疗市场的前提条件,这是政府对医院干预的重点。严格的准入制度体现在进入医疗行业的机会成本很高,即要花费好几年的时间才能获得医生资格。政府通过制定行医准入制度,可以促使基层医院主动寻求与核心医院的合作,提高服务水平;政府还可以通过建立核心医院对基层医院的帮扶制度,促使上级医院主动走向基层,为基层医院培养一支适应社会需求、结构合理、德才兼备的专业卫生队伍等,以不断满足基层群众日益增长的医疗服务需求。因此,制度建设是保障医院间合作顺利开展不可少的一环。政府通过制度建设就可以对医院间的合作行为进行有效的干预和调控。

6.3.6.2　行政手段

医疗服务市场是特殊市场,政府的干预、调控和参与是非常必要的。政府要制定科学的医疗服务事业发展规划,培育和完善医疗服务市场体系,使得核心医院、社区医院布局合理,运行有序。使核心医院专攻医疗科研难关和进行疑难杂症的诊断,社区医院主要提供卫生防疫和患者康复等基本医疗服务,使各级医院平稳发展。政府要正确引入和发挥医疗服务市场的供求机制、价格机制和竞争机制的作用,逐步建立

起宏观调控有力、微观运行富有生机的新的运行机制。一是
要由传统的直接管理为主转向间接管理为主。政府不再对医
疗机构的人、财、物进行直接经营或管理,而是根据法律、法规
规定,主要对医疗机构的卫生服务经营活动进行监督,对社会
卫生资源进行合理配置;二是要合理构建医疗机构的运行机
制,既能调动各医疗机构的经营积极性,又能促进市场竞争有
序;既要充分利用宏观调控的力量管住市场,又不能退回到计
划经济的老路上去。完善的医疗服务网络建设,可以使核心
医院和社区医院优势互补,共同发展。

6.3.6.3 经济手段

我国的医疗卫生事业是政府实行一定福利政策的社会公益
事业。政府对发展医疗卫生事业负有重要责任。医疗卫生事业
的重要地位和作用以及市场在卫生服务领域作用的局限性,决定
了政府必然成为医疗卫生事业筹资主体、医疗机构建设主体和公
共卫生服务的费用支付主体。首先,作为卫生事业筹资主体,政
府在不断增加卫生投入的同时,还要广泛动员和组织社会各方面
力量筹集发展卫生事业的资金,动员公民个人增加对自身医疗保
健的投入,通过发展多种形式的社会医疗保险,逐步使全社会成
员都能获得基本卫生服务保障;政府要为公共卫生、预防服务、卫
生基建发展和特殊疾病的治疗提供资金,对老人、穷人、儿童、军
人等特殊人群的医疗服务提供补助;继续实行对一部分卫生机构
的财政补贴制度,确保整个国家卫生服务最终得以收支平衡。其
次,作为医疗机构的主要建设者,政府要提供卫生设施,使卫生服
务保持合理的结构和布局,确保社会成员的基本卫生服务需求。
最后,作为公共卫生服务的费用支付主体,政府要为无法单纯利
用市场机制来提供的公共卫生、疾病控制、卫生防疫等服务支付
费用。因此,政府可以通过经济手段促进各级医院发展,尤其是
要扶持社区医院的发展,逐步使全社会成员都能得到基本医疗保
障。

6.4 本章小结

随着我国医疗体制改革的不断深入以及对外开放的快速发展,我国医院面临的外部环境发生了很大的变化,市场竞争日趋激烈,这对我国医院传统的经营管理方式提出了严峻的挑战。仅仅依靠单个医院的资源积累或能力来创造竞争优势,一方面要付出高昂的物质成本与时间成本,同时还要冒着失去市场机遇的巨大风险。因此如何有效地通过战略联盟来弥补自身资源、能力的不足已经成为今后我国医院建立和培养竞争优势的重要战略手段。由于我国医院长期受计划经济体制和传统观念的影响,对如何从联盟中获取所需资源,以及如何有效地处理战略联盟关系等重要问题普遍缺乏深入的了解和认识;同时,还有许多医院过于关注如何从战略联盟中获取各种有形的物质资源,而相对忽视了技术、知识等无形资源的引进和吸收,使得战略联盟关系始终处于较低的合作水平,不能真正帮助医院解决知识、技术等关键资源匮乏的问题。因此,如何提高战略联盟的有效性问题就成为目前医疗领域和学术领域共同关心的一个重要问题。

在这一背景下,我们从理论前沿出发,结合我国医院的实际问题和背景,首先分析了联盟知识共享对医院技术能力和市场能力的影响;进而分析了两种能力对于组织绩效的内在影响机理;同时,我们分别深入探讨了契约控制和关系控制这两种重要的联盟控制手段对联盟知识共享与技术能力/市场能力之间关系的调节作用,并通过大样本的实证研究对本书提出的概念模型进行了细致、科学的分析,从而提出了我国医院联盟知识共享对组织绩效影响的研究框架。本书的研究结果表明:首先,联盟知识共享是组织能力的构建的重要手段;其次,技术能力和市场能力都能促进组织绩效的改善和提高;最后,契约控制和关系控制会产生不同的调节作用,从而影响联盟知识共享与组织技术能力、市场能力之间的关系。为此,本书提出了我国卫生行政部门和医院管理者如何有效管理医院联盟知识共享的若干建议。

第一，研究结论提出了在复杂多变的环境下，医院如何进行能力构建的建议。在经济转型时期，我国医院面临的市场竞争更加激烈和多元化，在这种情况下，积极主动地与其他医院建立联盟关系，弥补自身资源的不足，并将有限的资源集中用于医院的核心业务，培育自身的核心竞争能力对于我国医院至关重要。为了提高医院的技术能力和市场能力，缺乏相关知识的医院应该同那些拥有这些知识的医院建立战略联盟，加强沟通，学习和借鉴合作伙伴的经验，这样可以有效降低能力构建过程中所付出的物质成本和时间成本。以往我国医院的管理者往往将联盟看做是分散风险和赢利的工具，对利用联盟进行学习、提高能力的意义和困难重视不够，这是需要不断改进的。为了更有效地提升组织能力，我国医院的管理者必须转变思想观念，重视联盟的知识共享，重视通过联盟来学习合作者的经验。

在联盟知识共享过程中，联盟成员之间共享他们在处理与患者有关的事务中所积累起来的各种技术经验和市场经验，使得医院较快地拥有外部医院的知识，拓展了医院的知识宽度。此外，医院知识共享过程可以缩短医院技术知识和市场知识的培训周期，迅速提高医院分析问题、解决问题的能力，加快了医院技术知识和市场知识的获取速度。因此，联盟知识共享可以导致医院技术能力和市场能力的提升。这一研究结论扩展了目前关于医院能力来源的研究，认为联盟知识共享是医院能力的重要来源，加深了人们对医院能力来源的认识。我们既要重视医院内部知识共享，也要重视医院之间知识共享。

第二，研究结果充分说明，技术能力和市场能力都会促进绩效的改善，这为联盟知识共享和实现医院绩效改善提供了有价值的途径。临床医学是一种经验科学，一个医务工作者只掌握了书本知识并不一定能很好地为患者服务。也就是说，一个医学硕士或博士，他可能拥有某个医学领域中渊博的知识，但是他并不一定能够胜任临床工作。一个医学院的学生必须经过见习、实习以及临床工作实践,才能把自己所学的医学理论与临床实践相结合,积累属于个人的临床经验。只有不断积累经验,他才能胜任临床工作。因此,只有将医院知识转化为服务于患者的能力,才能发挥知识在医疗服务中的作用。

本书认为,通过联盟知识共享改善医院绩效至少可以采取两种途径:一是把联盟知识共享作为组织学习先进医疗技术的途径,通过这种途径,联盟各方可以获得自己所需要的技术知识,提升技术能力,实现技术创新,而这种知识通过其他途径难以获得。二是通过知识共享,加强组织对医疗服务市场的了解,改善组织的市场能力。对于我国医院而言,通过联盟知识共享改善组织绩效的这两种途径都非常重要。这一研究结论也是符合我国医院的实际情况的。从总体来看,我国医院的知识水平、技术水平和研发能力等与西方发达国家相比还是有较大差距的,因此更应该通过各种形式的联盟,学习国外的先进技术和市场管理经验,提升自身的技术能力和市场能力,以迅速提高医院的绩效。

本书的分析结果也表明,医院之间的合作通过充分利用各自的长处来形成一种优势互补,可以解决单个医院资源和能力不足的问题,通过战略联盟,提高整个联盟内所有医院的竞争实力。因此,对于国内医院而言,需要不断创新经营理念,学会通过利用其他组织的长处和优势来弥补自己资源、能力等的不足,从而将自身有限的精力和资源集中在自己的核心业务上,只有这样才能提高医院的竞争优势。此外,核心医院有许多科研成果未得到应用,而这些成果正是基层医院所欠缺的,针对这种状况,本书特别强调通过知识共享,可以改善联盟各方知识利用的效率,实现"1 +1 >2"的目的,减少知识的浪费,提高知识利用的效率。

第三,本书的研究提出了医院如何通过采用不同联盟控制方式来有效促进技术能力和市场能力提升的建议。契约控制对联盟知识共享与下级医院技术能力之间的关系有显著的正向调节作用,对联盟知识共享与上级医院市场能力之间的关系有显著的正向调节作用。因此,契约控制对于下级医院技术能力和上级医院市场能力的提升有重要影响。虽然契约控制主要是针对显性知识共享,并且其时效也集中在短期,但是显性知识对医疗服务却起着基础作用,没有一定的显性知识的积累,要想掌握其中的隐性知识也是不可能的(Nonaka,1994)。契约控制可以降低双方的交易成本和机会主义行为,促进双方的价值创造。本书的研究结论还表明,关系控制对于联盟知识共享与不同层级医院技术能力之间的关系都有显著的负向调节作用。这说明,从长期来看,关系控制对于医院通过联盟提高技术水平是不利的,但对于下级医院提升市场能力具有正向调节作用。因此,在医院联盟中要积极创建良好的关系控制平台,通过坦率、开放的交流和沟通,建立良好的个人层面和组织层面关系,积极促进和增强联盟双方之间的信任关系。而来自不同医院的管理人员之间建立良好的私人关系和相互信任能够使他们在联盟中协调一致,减少摩擦和冲突,有助于解决联盟过程中出现的各种问题,消除不同组织间的文化差异与隔阂。这对于提升下级医院市场能力具有正向调节作用。

最后,从整体上看,如何合理组合契约控制和关系控制对于提高医院的技术能力和市场能力十分重要。对于上级医院而言,契约控制可以正向调节知识共享与市场能力之间的关系;对于下级医院而言,契约控制可以正向调节知识共享与技术能力之间的关系,关系控制可以正向调节知识共享与市场能力之间的关系。因此,合理的契约安排能够保证不同层级医院各取所需、顺利发展,而仅仅通过关系维持则很难做到这一切。但是,契约控制往往导致人们过于关注一些具体指标,设置各种契约或制度安排来控制人们的行为、结果和程序,因此不利于培养一种融洽的关系。当组织间建立起高度的信任关系时,契约控制往往会相应弱化,很多具体详细的规定会显得没有必要(Poppo,Zenger,2002)。同时,在大量的联盟关系中,契约控制和信任控制方式往往会同时存在,只是侧重程度可能有所不同。

7 结论与展望

为了解决第一章提出的研究问题,本书基于组织学习理论、组织能力理论、联盟控制理论构建了研究模型,并提出了相关研究假设。通过数据采集和计算,获得了一系列重要的研究结论。本章首先介绍本书的主要研究结论,其次提出本研究的创新点,最后对研究中存在的问题和未来研究方向作一展望。

7.1 主要研究结论

从总体上看,本书基本实现了预期的研究目标。具体地讲,本书最初提出的研究问题得到了比较明确的答案。本书把联盟知识共享、联盟控制方式、组织能力和组织绩效纳入到一个研究框架中,对这些变量间的关系进行了理论探讨和实证检验。研究的实证检验结果显示:联盟知识共享对组织能力提升具有显著影响,并且联盟知识共享对不同层级医院技术能力和市场能力的影响是不同的;组织能力对组织绩效具有显著影响。研究结果还表明,契约控制和关系控制对联盟知识共享与组织技术能力、市场能力之间的关系具有调节作用。

本书通过对相关要素间的理论关系进行探讨,提出了相应假设,并利用175对具有合作关系的国有医院2006年、2007年两年的调研数据,对这些假设进行了实证检验,获得了满意的研究结论。实证研究的结果显示,在15项假设中,有13项假设通过了统计检验,有2项假设没有通过显著性检验。

总的来说,模型的检验在统计上是显著的,已通过统计检验的各项假设基本能够证明本书所提出的理论观点。即:通过对知识的有效利用,联盟知识共享与组织技术能力/市场能力之间存在着相互匹配的内在联系;而联盟的不同控制方式又调节了这一关系的强弱。此外,组织技术能力和市场能力与组织绩效之间存在着内在联系。

基于上述结果,本书得出以下主要结论:

第一,联盟知识共享是医院绩效改善的一个重要知识来源。本书对联盟知识共享和医院绩效进行了深入分析,得出以下结论:(1)医院绩效的改善是医院知识的应用过程,联盟知识共享的目的在于向对方学习新知识,并将新知识运用于自身的服务之中,取得满意的绩效。(2)医院绩效改善过程中所需要的知识如果仅靠自己创造,所需时间长、风险大,而知识市场又难以交易,所以联盟知识共享便成为医院知识来源中风险最小、成本—效益最好的方式。

第二,从组织学习和组织能力的理论出发,更加整合和系统地分析了医院通过联盟知识共享实现绩效改善的基本途径和方法。本书论证了联盟知识共享可以通过技术能力和市场能力的提升影响医院的绩效。从这一基本结论出发,还可以得出以下结论:(1)对于像中国这样的发展中国家而言,通过从联盟中获取知识、提高能力是改善医院绩效的重要途径。而且我们的实证分析结果还进一步证明在经济转型期的背景下,联盟知识共享可以通过提升组织技术能力和市场能力促进医院绩效的改善。(2)联盟知识共享是医院技术能力和市场能力的重要来源。医院技术能力和市场能力提升的途径有:一是通过对现有人员的岗位培训,尽快提高他们的业务素质和服务能力;二是要采取多种有效政策措施,吸引具有一定技术能力和市场能力的医务人员,充实医院的服务力量;三是要引导医院之间开展合作,通过知识共享提高医院的能力。为了提高医院适应环境变化的能力,医院需要为员工创造获取外部新知识的机会。由于我国医院整体的知识和经验较匮乏,单纯关注医院内部知识共享,仅仅学习同质性的自有经验和知识则会导致能力陷阱的出现,从而使得医院能力越发的僵化;单纯的内部知识共享可能在一定程度上会削弱组织的动态能力。但是通过联盟,特别是与力量强大的医院结成联盟,通过联盟知识共享比通过医院内部知识共享提升员工能力的成本要低,效果也更好。

第三,知识共享对不同层级医院不同能力的影响存在差异。资源禀赋决定了医院合作动机的差异。由于上级医院具有技术优势,因此下级医院通过联盟主要获取上级医院的技术知识,进而发展技术能力。上级医院作为理性的经济人,虽然从下级医院获取的技术知识较少,但是它们会要求下级医院向其开放市场,或提供转诊作为补偿。因此,知识共享对上级医院市场能力的影响大于对技术能力的影响,知识共享对下级医院技术能力的影响大于对市场能力的影响;并且知识共享对上级医院技术能力的影响会小于知识共享对下级医院技术能力的影响,知识共享对上级医院市场能力的影响会大于知识共享对下级医院市场能力的影响。

第四,不同控制方式对不同层级医院知识共享与技术能力/市场能力之间关系的调节作用不同。在经济转型时期,我国医院技术力量和市场力量相差较大,核心医院具有技术优势和区位优势,而社区医院由于人力、物力限制,技术力量比较薄弱。关系控制虽然有利于隐性知识的转移和共享,但不同层级医院间较大的能力差异使得下级医院要想学到上级医院的技术知识需要付出很高的学习成本。与其向上级医院学习有关技术,还不如将有关业务外包给上级医院。同样,上级医院要想使下级医院掌握有关技术诀窍也要付出很高的传授成本。与其让下级医院学会有关技术,还不如直接帮助下级医院解决有关问题,这样双方都可专注于自身核心能力的发展。因此,在目前情况下,仅靠关系控制不利于下级医院技术能力的提升。由于市场开发所需技术含量较低,当不同层级医院的信任增强时,上级医院就会主动向下级医院通报有关市场信息,并积极向下级医院转诊病人,因此关系控制可以提升下级医院的市场能力。

政府为了促使上级医院帮助下级医院尽快提高技术水平,契约控制是较为有效的手段。通过契约明确双方合作要达到的技术标准,可以降低双方的交易成本,促进上级医院向下级医院转移更多的显性知识。虽然是显性知识,但若没有一定的显性知识基础,隐性知识的吸收也是不可能的(Nonaka,1994),因此用契约控制上级医院向下级医院转移和共享显性知识,对于下级医院技术能力的提升具有重要意义。

7.2　主要创新点

与现有研究相比,本书的主要创新点有:

(1)在整合组织学习理论、组织能力理论、联盟控制理论的基础上,本书构建了一个包括联盟知识共享、技术能力/市场能力、契约控制/关系控制以及组织绩效等在内的概念模型,将经济转型时期医院联盟知识共享、医院技术能力/市场能力的构建、契约治理/关系治理的调节作用和医院绩效纳入了一个统一的框架进行研究,揭示了通过联盟知识共享实现医院竞争优势的合理途径。组织既可以通过知识共享提升技术能力,改善组织绩效,也可以通过知识共享提升市场能力,改善组织绩效。强化了知识理论(Polanyi,1966;Grant,1996)关于知识是实现组织持续竞争优势的关键资源的认识。研究突出了医院知识管理中的一些特殊性,如医院知识是医疗服务过程中起主导作用的生产要素;医院知识只有有效地转化为医院服务于患者的能力,才能够充分发挥知识在医疗服务中的竞争优势等。研究弥补了以往单纯对联盟知识共享与能力之间的关系,或单纯对组织能力与绩效之间关系等进行孤立研究的不足。

(2)研究从医院内部和医院之间揭示了联盟知识共享对不同层级医院技术能力/市场能力的不同影响。这一结论丰富了前人关于知识共享与组织能力之间关系的研究,并提供了实证数据的有力支持。组织能力理论认为,能力是组织应用组织流程为实现要求的目标而配置资源的技能。组织的某种能力仅仅存在于组织和它的业务流程之中,它是属于具体组织特有的,难以从一个组织转移到另一个组织,除非组织本身的所有权发生转移,因此,能力只能在组织内部培育。本书认为组织通过对外部知识获取、整合并形成自身的能力,实现组织能力的提升。因此,联盟知识共享是组织能力的一个重要外部来源。

研究进一步揭示了联盟知识共享对上级医院技术能力的影响小于对市场能力的影响;知识共享对下级医院技术能力的影响大于对市场能力的影响;并进一步指出,联盟知识共享对上级医院技术能力的影响要小于对下级医院技术能力的影响;联盟知识共享对上级医院市场能力的影响要大于对下级医院市场能力的影响。

(3)研究揭示了医院不仅可以通过技术能力或市场能力的提升改善绩效,而且技术能力和市场能力存在互补性关系,尤其是对于资源丰富、能力强大的上层医院,技术能力和市场能力的交互作用能够实现"1 +1 >2"的效果。这从一个侧面反映出我国大型医院,既可以通过提升技术能力,也可以通过提升市场能力,实现医院绩效的改善,但是对于资源和能力相对较弱的基层医院,技术能力和市场能力两者同时得到发展因缺乏必要的物质基础和能力基础而受到制约。

(4)研究将契约控制和关系控制引入到联盟的知识管理中,并对联盟知识共享实现组织技术能力/市场能力提升之间关系调节作用的有效性进行了对比分析。指出契约控制负向调节联盟知识共享与上级医院技术能力之间的关系,正向调节联盟知识共享与下级医院技术能力之间的关系。契约控制正向调节联盟知识共享与上级医院市场能力之间的关系,负向调节联盟知识共享与下级医院市场能力之间的关系。关系控制负向调节联盟知识共享与上级医院技术能力之间的关系;负向调节联盟知识共享与下级医院技术能力之间的关系;负向调节联盟知识共享与上级医院市场能力之间的关系;正向调节联盟知识共享于下级医院市场能力之间的关系。

7.3 研究的局限性与未来的研究方向

尽管研究基本达到了预期的研究目标,并且所获得的一些研究结果也相当重要,但是研究也存在一定的局限性。总结和分析这些局限性有利于今后进一步深入研究联盟知识共享对组织能力及其绩效的影响问题。

第一,本书探索性地研究了联盟知识共享对医院绩效的影响路径。研究样本来自处于经济转型时期的核心医院,所得到的研究结论是否具有普适性,是否具有广泛的应用价值,需要得到更多的研究文献的论证和支持。作者希望有更多的研究文献进行这个问题的理论探索和实证研究。

第二,在复杂多变环境下,知识成为组织持续竞争优势最重要的来源之一。本书从联盟的角度分析了知识共享的过程及其对医院绩效的影响。虽然知识共享对医院绩效具有重要影响,但是联盟显性知识共享与隐性知识共享对医院绩效的影响程度可能不一样。显性知识易于共享、易于转化为现实的生产力,而隐性知识难以共享,隐性知识显性化对于医院绩效可能具有重要意义。这些问题都需要进一步深入研究。

第三,组织能力的构建虽然能够有效降低环境变化带来的不利影响,保证组织绩效,但是,任何能力的构建和保持都需要一定的成本,并且这种成本在某种意义上是对效率提高的一种制约。因此,随着环境的变化,如何在能力发挥和成本控制之间寻求一个最佳的平衡点,是很有必要进行深入讨论的课题。

第四,在样本搜集方面,尽管作者及所在的课题组已经付出了最大的努力来丰富我们的数据库,然而由于某些医院可能具有多个合作关系,使得这些样本值的重复率较高,从而影响我们的分析质量。作者期待在今后的研究当中对于存在的这些问题能够开展更深入的研究。

附 录

问卷及度量指标

要素	度量指标
	请结合与该医院合作的实际情况,判断以下各项描述是否符合实际的合作情况: 1—完全不同意;2—不同意;3—无所谓;4—同意;5—完全同意
联盟 知识 共享	* 双方经常向对方通报影响其发展的信息 * 双方共享病历、诊疗报告 * 双方共享从报纸、杂志、电视等媒体获得的信息和知识 * 双方共享从其他地方和从其他人那里获得有关医疗技术知识的信息 * 我们通过接受对方的培训获得专业知识 * 我们通过和合作伙伴共同诊断疑难杂症经验获得诊断知识 * 我们通过和合作伙伴共同研发来学到对方的技术技能 * 我们通过参与对方的管理或接受对方的指导获取管理技能 * 我们通过观察和领悟对方的一些做法/流程来丰富我们的知识
技术 能力	* 我院新医疗技术开发的能力很强 * 我院开发医疗设备新用途的能力很强 * 我院改进诊疗流程的能力很强 * 我院预测医疗技术变化的能力很强
市场 能力	* 我们充分了解患者对医疗服务价格和服务质量的需求情况 * 我们了解竞争者的发展情况并能制定相应的市场发展计划 * 我们能利用各种形式,如广告、义诊等扩大医院影响 * 我们能够根据自己的实际情况对医院进行市场定位,如开展特色诊疗
组织 绩效	* 我们医院的总收入有很大增加 * 我们医院的财务状况(资产收益率)得到很大改善 * 我们医院提供的医疗技术和服务质量有了很大提高 * 我们医院的患者满意度得到了很大改善

续附录表

要素	度量指标
	请结合与该医院合作的实际情况,判断以下各项描述是否符合实际的合作情况: 1—完全不同意;2—不同意;3—无所谓;4—同意;5—完全同意
契约控制	* 我们与对方的合作关系都体现在成文的契约中 * 合同中规定了双方在合作中的责任和义务,详细规定了有关违约后的处罚条款 * 我们经常用契约中的各种指标来检查合作的进展情况 * 总的来看,双方签订的契约是约束对方行为的最有力工具
关系控制	* 对可能对对方产生影响的事件和变化,彼此会提供给对方 * 在双方合作中,信息的交流是经常性的 * 合作过程中出现的问题往往被看成是与双方都有关,而不仅仅是对方的责任 * 双方都致力于能够对整个关系而不是只给某一方带来收益的改进 * 我方在做出与对方有关的各项管理决策时会征求和考虑对方的意见 * 对方经常征求我们关于改进合作领域内产品和服务的意见

参 考 文 献

[1] Lee Sh, Ng AW, Zhang K. The quest to improve Chinese healthcare: some fundamental issues [J]. International Journal of Health Care Quality Assurance, 2007, 20 (5): 416～428.

[2] 郑大喜. 试论市场机制和政府调节在卫生服务领域的作用[J]. 中华医院管理, 2003, 19(12)716～718.

[3] 李垣, 张帆. 对医疗服务改革过程中市场和政府作用的认识[J]. 经济界, 2006, (6): 28～30.

[4] 国务院发展研究中心课题组. 对中国医疗卫生体制改革的评价与建议[R]. 2005-07-30.

[5] Hamel G. Competition for competence and interpartner learning within international strategic alliances [J]. Strategic Management Journal, 1991, 12(S1): 83～103.

[6] Inkpen AC, Dinur A. Knowledge management processes and international joint venture [J]. Organization Science, 1998b, 19(4): 63～79.

[7] 刘志国, 林朝英. 加强知识管理提高医院核心竞争力[J]. 医学情报工作, 2004, (6): 411～412.

[8] Teece D. Competition, cooperation, and innovation: Organizational arrangement for regimes of rapid technological progress [J]. Journal of Economic Behavior and Organization, 1992, (18): 1～25.

[9] Prahalad CK, Hamel G. The core competence of the corporation [J]. Harvad Business Review, 1990, (5～6): 79～91.

[10] 吴海滨. 战略联盟控制方式的选择及其对绩效的影响研究——基于联盟动态过程的分析[D]. 西安交通大学博士学位论文, 2005.

[11] Wernerfelt B. A Resource - based - View of the Firm [J]. Strategic Management Journal, 1984, 5(2): 171～180.

[12] Grant R M. Toward to a Knowledge - Based Theory of the Firm [J]. Strategic Management Journal, 1996, 17: 109～122.

[13] Barney J B. Firm resources and sustained competitive advantage [J]. Jouranl of management, 1991, 17(1): 99～119.

[14] Teece D, Pisano A, Shuen. Dynamic Capabilities and Strategic management [J]. Strategic management Journal, 1997, 18(7): 509～533.

[15] Hansen G, Wernerfelt B. Determination of firm performance: The relative importance of economic and organizational factors [J]. Strategic Management Journal, 1984, 10(5):

399 ~ 411.

[16] Dally J, Hamilton B. knowledge, context and learning in the small business [J]. International Small Business Journal, 2000, 18(3) : 51 ~ 59.

[17] Grant R. prospering in dynamically – competitive evironments : Organizational capability as Knowledge integration [J]. Organization Science, 1996, 7(4) : 375 ~ 389.

[18] Spender J. Making knowledge the basis of a dynamic theory of the firm [J]. Strategic Management Journal, 1996, 17 (Winter Special Issue) : 45 ~ 62.

[19] Kogut B, Zander U. Knowledge of the firm [J]. Organization Science, 1992, 3(3) : 383 ~ 397.

[20] Drucker P. Post capitalist society [M]. London : Butter worth Heinemann, 1993. 25 ~ 27.

[21] Nonaka I, Konno N. The Concept of "ba" : Building a Foundation for Knowledge Creation [J]. California Management Review, 1998, 40(3) : 40 ~ 54.

[22] Nonaka I. A dynamic theory of organizational knowledge creation [J]. Organizational Science, 1994, 5(1) : 14 ~ 37.

[23] Huber G. Organizational Learning : the contributing processes and the literature [J]. Organizational Sciences, 1991, 2(1) : 88 ~ 115.

[24] Simonin, Bernard. Transfer of Knowledge in international strategic alliances [D]. University of western Ontario, 1991.

[25] Sirmon D G, Hitt MA, Ireland RD. Managing firm resources in dynamic environments to create value : looking inside the black box [J]. Academy of Management Review, 2007, 32(1) : 273 ~ 292.

[26] Littler D, Leverick F, Bruce M. Factors affecting the process of collaborative product development : A study of UK manufacturers of information and communications technology products [J]. Journal of Product Innovation Management, 1995, 12(1) : 16 ~ 32.

[27] Ireland R D, Hitt M A, Vaidyanath D. Alliance management as a source of competitive advantage [J]. Journal of Management, 2002, 28(3) : 413 ~ 446.

[28] Ring P, Van de Ven. Developmental processes of cooperative inter – organizational relationships [J]. Academy of Management Review, 1994, (19) : 90 ~ 118.

[29] Doz Y. The evolution of cooperation in strategic alliance : initial conditions or learning processes? [J]. Strategic Management Journal, 1996, 17(SI) : 55 ~ 83.

[30] Gulati R. Alliance and networks [J]. Strategic Management Journal, 1998, 19(4) : 293 ~ 317.

[31] Osborn RN, Hagedoorn J. The institutional and evolutionary dynamics of interorganizational alliances and networks [J]. Academy of Management Journal, 1997, 40(2) : 261 ~ 278.

[32] 李垣,刘益. 基于价值创造的价值网络管理(Ⅰ):特点与形成[J]. 管理工程学报,
2001,4.

[33] Parkhel A. Strategic Alliance Structuring:A Game Theoretic and Transaction Cost Exam-
ination of Interfirm Cooperation [J]. Academy of Management Journal, 1993,36(4):
794~829.

[34] Chen CJ. The determinants of knowledge transfer through strategic alliances [A]. Acad-
emy of Management Best Conference Paper,2004:1~6.

[35] Ataay A. Information technology business value: effects of IT usage on labor productivity
[J]. Journal of American academy of business Cambridge,2006,9:63~71.

[36] Dyer JH. Effective interfirm collaboration:How firms minimize transaction costs and
maximize transaction value [J]. Strategic Management Journal, 1997,18:535~556.

[37] 弋亚群. 知识获取与共享、组织能力和企业战略变化间的关系研究[D]. 西安:
西安交通大学管理学院,2004.

[38] Nonaka I,Toyama R, Nagata A. A firm as a knowledge-creating entity:a new perspec-
tive on the theory of the firm [J]. Industrial and Corporate Change,2000,9:1~20.

[39] Nonaka I,Takeuchi H. The knowledge creating company:How Japanese companies cre-
ate the dynamics of innovation [M]. New York: Oxford University Press,1995.

[40] Starbuck WH. Learning by Knowledge-intensive firms [J]. The Journal of Management
Studies,1992, 29(6):713~740.

[41] 德鲁克,等. 知识管理[M]. 杨开峰译. 北京:中国人民大学出版社,1999.

[42] Churchman CW. Poverty and development [J]. Human Systems Management,1998,17:
9~14.

[43] Davenport TH, Prusak L. Working knowledge:How organizations manage what they
know. Boston, MA:Harvard Business School Press,1998,39~41.

[44] Walsh JP, Ungson GR. Organizational memory [J]. Academy of Management Review,
1991,16(1):57~92.

[45] Teece D. Strategies for managing assets:The role of firm structure knowledge and indus-
trial context [J]. Long Rang Planning, 2000,33:35~54.

[46] World Bank. What is knowledge management? [R]. October 11,1998.

[47] Alavi M,Leidner DE. Knowledge management and knowledge management system:Con-
ceptual foundations and research issues [J]. MIS Quarterly,2001,25(1):107~132.

[48] Leonard-Barton D, Sensiper S. The role of tacit knowledge in group innovation [J].
California Management Review,1998, 40(3):112~132.

[49] Johnson-Laird. Mental Models [M]. Cambridge: Cambridge University Press,1983.

[50] Polanyi M. The tacit dimension [M]. London: Rout ledge & Kegan Paul,1966.

[51] Matusik SF. An empirical investigation of firm public and private knowledge [J]. Strate-

gic Management Journal,2002,23(5):457～467.

[52]Hayek FA. The use of knowledge in society [J]. American Economic Review,1945,35 (4):519～532.

[53]OECD. 以知识为基础的经济[M]. 杨宏进,薛澜译. 北京:机械工业出版社, 1997.

[54]Zack M. Knowledge and Strategy [M]. Newton, MA: Butterworth－Heinemann,1999.

[55]Nelson RR,Winter SG. An Evolutionary Theory of Economic Change [M]. Cambridge: Belknap Press,1982.

[56]冯进路. 联盟隐性知识转移与企业探索性创新的关系——基于不同情境的实证 研究[D]. 西安:西安交通大学管理学院,2005.

[57]Berman SL,Down J,Hill CW. Tacit knowledge as a source of competitive advantage in the National Basketball Association [J]. Academy of management journal, 2002, 45 (1):13～31.

[58]Zander U,Kogut B. Knowledge and the speed of the transfer and imitation of organiza-tional capabilities:An empirical test [J]. Organisation Science, 1995, 6(1):76～92.

[59]Argote L, Ingram P. Knowledge transfer: A basis for competitive advantage in firms [J]. Organizational Behavior and Human Decision Processes,2000, 82(1):150～169.

[60]Szulanski G. The process of knowledge transfer:A diachronic analysis of stickiness [J]. Organizational Behavior and Human Decision Processes,2000, (5):9～27.

[61]许强. 基于网络的母子公司组织关系[J].外国经济与管理,2001,(2):23～27.

[62]Cohen D. Toward a knowledge context:Report on the first annual US Berkeley Forum on knowledge and the firm [J]. California Management Review, 1998,40:22～39.

[63]Simonin BL. Ambiguity ans the process of knowledge transfer in strategic alliance [J]. Strategic management journal,1999,20(7):595～623.

[64]Argyris C. ,Schon DA. Organization Learning:A Theory of Action Perspective Reading [M]. MA: AddisonWesley,1978,117～132.

[65]Foil C,Lyles M. Organization learning [J]. Academy of management review,1985,10 (4):803～813.

[66]Levitt B, March JG. Organizational learning [J]. Annual review of sociology,1988,14: 319～340.

[67]Meyers PW. Non－linear learning in large technological firm:period four implys chaos [J]. Research policy,1990,19:97～115.

[68]Senge, Peter. The leader's new work: building learning organizations [J]. Sloan Man-agement Review, fall 1990:7～20.

[69]陈国权,马萌. 组织学习——现状与展望[J]. 中国管理科学,2000,3:66～74.

[70]Garvin DA. The processes of organization and management [J]. Sloan management re-

view,1998,Summer:33~50.

[71] Simon H. Bounded rationality and organizational learning [J]. Organization Sciences, 1991,2（2）:125~134.

[72] Crosan MM, Lane HW, White RE. An organizational learning framework:From intuition to institution [J]. Academy of Management Review,1999,24(3):522~537.

[73] Bessant J, Francis D. Using learning networks to help improve manufacturing competitiveness [J]. Technovation,1999,19:373~3[81.

[74] Foss NJ. The classical theory of production and the capabilities view of the firm [J]. Journal of Economic Studies,1997,24(5):307~323.

[75] Mowery DC, Oxley JE, Silverman B S. Strategic alliance and interfirm knowledge transfer [J]. Strategic Management Journal,1996,17:77~91.

[76] 马成梁. 基于知识链的企业战略联盟研究[D]. 上海:复旦大学博士学位论文, 2005.

[77] 王磊. 基于战略联盟的知识转移研究[D]. 合肥:合肥工业大学硕士学位论文, 2005.

[78] 许运娜. 论战略联盟中的知识转移——基于动态能力的观点[D]. 北京:对外经济贸易大学硕士学位论文,2003.

[79] Grant RM, Baden-Fuller C. A knowledge accessing theory of strategic alliances [J]. Journal of Management Studies, 2004,1:61~84.

[80] Davenport TH, Prusak L. Successful knowledge management projects [J]. Sloan management review,1998,(Winter):43~57.

[81] Seng P. Sharing knowledge [J]. Executive excellence, 1999,14(11):17~18.

[82] Eriksson IV, Dickson GW. Knowledge sharing in high technology companies. Proceedings of Anericas Conference on Information Systems (AMCIS). 2000:1330~1335.

[83] Lee JN. The impact of knowledge sharing, organizational capability and partnership quality on IS outsourcing success [J]. Information & Management,2001,38:323~335.

[84] 魏江,王艳. 企业内部知识共享模式研究[J]. 技术经济与管理研究,2004,1:68~69.

[85] 宝贡敏. 国外知识共享理论研究述评[J]. 重庆大学学报, 2007,13(2):43~49.

[86] Williamson OE. The economic instituions of capitalism [M]. New York:Free Press, 1985.

[87] 刘化楔. 基于战略联盟的组织间学习研究[D]. 北京:首都经济贸易大学硕士学位论文,2004.

[88] 陈菲琼. 企业知识联盟的理论与实证研究[D]. 浙江大学博士学位论文,2001.

[89] Christine R, Elaine P. Outsourcing to increase service capacity in a New Zealand hospi-

tal [J]. Journal of Management in Medicine. 1999, 13(5):325~337.

[90] Wakeam J. The five factors of a strategic alliance [J]. Ivey Business Journal,2003, 67 (5):1~4.

[91] Chandler AD. Scale and scope: the dynamics of industrial capitalism [M]. Cambridge, MA:Harvard university press, 1990,99~100.

[92] Teece G,Pisano A, Shuen. Dynamic capabilities and strategic management [J]. Strategic Management Journal,1997,18(7):509~533.

[93] Miller D,Shamsie J. The resourse −based view of the firm in two environments:the Hollywood film studio from 1936 ~ 1965 [J]. Academy of management journal,1996,39 (3):519~543.

[94] Amit R, Schoemaker P. Strategic assets and organizational rent [J]. Strategic management journal, 1993,14(1):33~46.

[95] Leonard −Barton D. Core Capabilities and Core Rigidities:a Paradox in Managing New Product Development [J]. Strategic Management Journal,1992, 13:111~125.

[96] 王永贵,张玉利, 杨永恒. 对组织学习、核心竞争能力、战略柔性与企业竞争绩效的理论剖析与实证研究[J].南开管理评论,2003,(4):54~61.

[97] 王毅,陈劲,许庆瑞. 企业核心能力:理论溯源与逻辑结构剖析[J].管理科学学报,2000, 3(3):24~32.

[98] 赵勇. 企业核心能力理论研究与实证分析[D]. 成都:西南交通大学,2003.

[99] Mayer MH, Utterback JM. The product family and the dynamics of core capability [J]. Sloan management review, 1993,spring:29~47.

[100] Christine Oliver. Sustainable competitive advantage:combining institutional and resource −based views [J]. Strategic management journal, 1997, 18(9):697~713.

[101] Coombs R. Core competencies and the strategic management of R&D [J]. R&D management, 1996,26(4):345~355.

[102] 魏江. 企业技术能力研究的发展与评述[J].科学管理研究,2000,18(5):20~24.

[103] 刘锦. 企业技术能力激活机理与实证研究[D]. 浙江大学硕士学位论文,2004.

[104] 李龙一. 技术能力的含义、特征及对企业战略的影响[J].科学管理研究, 2001, 19(5):42~46.

[105] Day GS. The capabilities of market −driven organizations [J]. Journal of marketing, 1994,58:37~52.

[106] 韩顺平,王永贵. 市场营销能力及其绩效影响研究[J].管理世界, 2006,(6):153~154.

[107] 胡南生,罗青军. 资源基础的营销能力构成研究[J].商业研究,2004,9: 4~6.

[108] Song M,et al . Marketing and technology resource complementarity:an analysis of their

interaction effect in two environmental contexts [J]. Strategic Management Journal, 2005,26:259~276.

[109] Zahra SA, George G. Absorptive capability: A review, reconceptualization, and extension [J]. Academy of Management Review, 2002, 27 (2):185~203.

[110] Cohen WM, Levinthal. Absorptive capacity: A new respective on learning and innovation [J]. Administrative Science Quarterly,1990, 35(1):128~152.

[111] Mowery DC, Oxley JE. Inward technology transfer and competitiveness: The role of national innovation system [J]. Cambridge Journal of Economics, 1995,19:67~93.

[112] Kim L. Crisis construction and organizational learning: Capability building in catch - up at Hyundai motor [J]. Organization Science,1998, 9:506~521.

[113] 张龙,刘洪. 企业吸收能力影响因素研究评述[J]. 生产力研究,2003,(3): 292~294.

[114] Teece, David, Pisano, Gary. The dynamic capability of firm: an introduction [J]. Industrial & corporate change,1994,3(3):537~556.

[115] Dyer JH, Singh H. The relational view: cooperative Strategy and Sources of interorganizational competitive advantage [J]. Academy of Management Review,1998, 23(4): 600~679.

[116] 谢恩. 基于价值创造的战略联盟控制[D]. 西安:西安交通大学管理学院,2004.

[117] Nooteboom, Bart, Berger, Hans. Effects of trust and governance on relational risk [J]. Academy of Management Journal,1997,40(2):308~338.

[118] Madhok A. Revisiting multinational firms' tolerance for joint ventures: A trust - based approach [J]. Journal of International Bussiness Studies, 1995, (26):117~137.

[119] Pilling, Bruce K, Zhang L. Cooperative Exchange: Rewards and Risks [J]. International Journal of Purchasing & Materials Management, 1992,28(2):2~9.

[120] Artz, Kendall W, Brush, Thomas H. Asset specificity, uncertainty and relational norms: An examination of coordination costs in a collaborative contractual alliance [J]. Journal of Economic Behavior &Organization,2000, 41(4):337~362.

[121] White S, Lui S. Interaction costs: The cooperative side of an internal tension in alliances[C]. The Asia Academy of Management Conference, Singapore,2000.

[122] Inkpen AC, Beamish PW. Knowledge, Bargaining Power and International Joint Venture Stability [J]. Academy of Management Review, 1997, (22):177~202.

[123] Kumar S, Seth A. The design of coordination and control mechanisms for managing joint venture - parent relationships [J]. Strategic Management Journal, 1998, 19: 579~599.

[124] Eisenhardt KM, Schoonhoven C B. Resource - based view of strategic alliance formation: Strategic and social effects of entrepreneurial firms [J]. Organization Science,

1996,7:136~150.

[125] Park SH. Russo MV. When competition eclipses cooperation: An event history analysis of joint venture failure [J]. Management Science, 1996, 42: 875~890.

[126] KM review survey reveals the challenges faced by practitioners [J]. Knowledge management review,2001,4(5):8~9.

[127] Ipe M. Knowledge sharing in organizations: A conceptual framework [J]. Human Resource Development Review, 2003,2(4):337~359.

[128] Moller K, Anttila M. Marketing Capabilities: A Key Success Factor in Small Business? [J]. Journal of Marketing Management, 1987,3 (2):185~203.

[129] Weerawardena J. The Role of Marketing Capability in Innovation－Based Competitive Strategy [J]. Journal of Strategic Marketing,2003, 11 (1):15~35.

[130] Neely, Andy D. Business performance measurement: Theory and practice [M]. Cambridge: Cambridge University Press,2002,48~85.

[131] 陈欣. 公立医院激励约束机制研究[D]. 天津大学博士学位论文,2005.

[132] Porter M. Competitive Strategy [M]. New York: Free Press,1980.

[133] Garvin D. Building a learning organization [J]. Harvard business review,1993,(7~8):78~91.

[134] Li L,Collier D. The role of technology and quality on hospital financial performance: An exploratory analysis [J]. International Journal of Service Industry,2000,11(3),202~224.

[135] Bonnici J. The marketing concept, patient dumping and EMTALA[J], International Journal of Pharmaceutical and Healthcare Marketing,2007,1(3):234~246.

[136] Liu SS,Ngo HY. The Role of Trust and Contractual Safeguards on Cooperation in Non－equity Alliances [J]. Journal of Management,2004, 30(4):471~485.

[137] 刘晓敏,刘其智. 整合的资源能力观[J]. 科学学与科学技术管理, 2006.6:85~89.

[138] Helena YR,et al.. Social capital, Knowledge acquisition and knowledge exploitation in young technology － based firm [J]. Strategic management Journal, 2001, 22:587~613.

[139] Inkpen A. Learning knowledge Acquisition, and Strategic Alliances [J]. European Management Journal, 1998,16(2):223~229.

[140] Simon H. The structure of ill－structured problems [J]. Artificial Intelligence,1973, 4:181~201.

[141] Demsetz H. The theory of the firm revisited. In The Nature of the Firm, O. Williamson and S. Winter (Ed.),Oxford University Process, New York,1991,159~178.

[142] Henderson RM, Clark KB. Architectural innovation: The reconfiguration of existing

product technologies and the failure of established firms [J]. Administrative Science Quarterly,1990, 35:9~30.

[143]Kogut B, Zander U. What do firms do? Coordination, identity, and learning [J]. Organization Science, 1996,7(5):502~518.

[144]Zajac EJ,Bazerman MH. Blind spots in industry and competitor analysis [J]. Academy of Management Review,1991,16:37~56.

[145]Li M, Gao F. Why Nonaka highlights tacit knowledge:A critical review [J]. Journal of Knowledge Management,2003,7(4):6~14.

[146]Baum JA,Stan LX,Usher JM. Making the next move: How experimental and vicarious learning shape the locations of chains' acquisitions [J]. Administrative Science Quarterly, 2000,45(4):766~801.

[147]Eisenhardt KM,Martin J. Dynamic capabilities: what are they? [J] Strategic Management Journal,2000,(21):1105~1121.

[148]Danneels E. The dynamics of product innovation and firm competences [J]. Strategic Management Journal, 2002,23(12):1095~1121.

[149]Cavusgil ST, Calantone RJ,Zhao Y. Tacit knowledge transfer and firm innovation capability [J]. Journal of Business & Industrial Marketing, 2003,(1):6~21.

[150]许庆瑞,徐静. 嵌入知识共享平台、提升组织创新能力[J]. 科学管理研究, 2004,22(1):13~19.

[151]Andrew C, Inkpen, Eric WK, Tsang. Social capital, networks and knowledge ransfer [J]. Academy of Management Review,2005,30(1):146~165.

[152]Alvarez SA,Busenitz LW. The entrepreneurship of resource-based theory [J]. Journal of Management,2001,6:755~775.

[153]Simonin, Bernard. Transfer of marketing know how in Int. strategic alliances [J]. Journal of International Business,1999,30(3):463~490.

[154]Borys B, Jemison D. Hybrid arrangement as strategic alliances:Theoretical issues in organizational combination [J]. Academy of management review, 1989, 14 (2): 234~249.

[155]Damanpour F. Organization innovation: A meta-analysis of effects of determinants and moderators [J]. Academy of Management Journal, 1991,34:355~590.

[156]Marsh SJ, Stock GN. Building Dynamic Capabilities in New Product Development through Intertemporal Integration [J]. Journal of Product Innovation Management, 2003,20(2):136~148.

[157]Lawson B,Samson D. Developing Innovation Capability in Organizations: A Dynamic Capabilities Approach [J]. International Journal of Innovation Management,2001,5 (3):377~400.

[158] Li M, Ye LR. Information technology and firm performance: Linking with environmental, strategic and managerial contexts [J]. Information and Management, 1999, 35 (1):43～51.

[159] Harter JK, Schmidt FK, Hayes TL. Business－Unite－Level relationship between employee satisfaction, employee engagement, and business outcomes: A Meta－Analysis [J]. Journal of applied psychology, 2002, 87:268～279.

[160] Cummings JI, Teng BS. Transferring R&D knowledge: The key factors affecting knowledge transfer success [J]. Journal of engineering and technology management, 2003, 20:39～68.

[161] Ryu S, Ho SH, Han I. Knowledge sharing behavior of physicians in hospitals [J]. Expert Systems with Applications, 2003, 25:113～122.

[162] Jap SD, Ganesan S. Control mechanisms and the relationship life cycle [J]. Journal of Marketing Research, 2000, 37(2):227～245.

[163] Gulati. Network Location and Learning: The Influence of network resources and Firm Capabilities on Alliance Formation [J]. Strategic Management Journal, 1999, 20: 397～420.

[164] Luo Yadong. Contract, cooperation, and performance in Internagtional Joint Ventures [J]. Strategic Management Journal, 2002, 23:903～919.

[165] Lee Y, Cavusgil ST. Enhancing alliance performance: The effects of contractual－based versus relational－based governance [J]. Journal of Business Research, 2006, 59(8):896～905.

[166] Das TK, Teng BS. Resource and risk management in strategic alliance making process [J]. Journal of Management, 1998, 24(1):21～42.

[167] Peng MW. Institutional transitions and strategic choices [J]. Academy of Management Review, 2003, 28(2):275～286.

[168] Das TK, Teng BS. Trust, Control, and Risk in Strategic Alliances: An Integrated Framework [J]. Organization Studies, 2001, 22(2):251.

[169] Kirsch, Laurie J. The management of complex tasks in organizations: Controlling the systems development process [J]. Organization Science, 1996, 7:1～21.

[170] Zaheer A, McEvily B, Perrone V. Does trust matter? Exploring the effects of interorganizational and interpersonal trust on performance [J]. Organization Science, 1998, 9: 1～20.

[171] Harris L, Ogbonna E. Strategic human resource management, market orientation, and organizational performance[J] Journal of Business Research, 2001, 51(2):157～166.

[172] Li L, Benton WC. Performance measurement criteria in health care organizations: Review and future research directions [J]. European Journal of Operational Research,

1996,93:449～468.

[173] Yannis C, Ioanna L, Aggelos T. Internal Capabilities and External Knowledge Sources:Complements or Substitutes for Innovative Performance？[J]. Technovation, 2004,(24):29～39.

[174] Lary TM, Lyons, William. Legislative Oversight:Legislator Attitudes and Behavior in Three States [J]. Southern Review of Public Administration, 1981,5(2):162～184.

[175] 许庆瑞,魏江. 创新能力的概念、框架、测量方法[J]. 科学管理研究,1995, (10):11～16.

[176] Wind and Mahajan. Issues and opportunities in new product development:an introduction to the special issue [J]. Journal of Marketing Research,1997,34:1～12.

[177] Poppo L,Zenger T. Do formal contracts and relational governance function as substitutes or complements? [J]. Strategic Management Journal, 2002, 23:707～725.

[178] 刘益,钱丽萍,尹健. 供应商专项投资与感知的合作风险:关系发展阶段与控制机制的调节作用研究[J]. 中国管理科学, 2006,14(1):30～36.

[179] 方润生. 企业的冗余资源与技术创新[M]. 北京:经济管理出版社,2004.

[180] Chaney PK,Devinney TM. New product innovations and stock price performance [J]. Journal of Businesses Finance and Accounting, 1992, 19:677～695.

[181] Hoskisson RE,Johnson RA, Moesel DD. Corporate divestiture intensity in restructuring firms: Effects of governance,strategy, and performance [J]. Academy of Management Journal, 1994,37:1207～1251.

[182] Marino L, Strandholm K, Steensma HK,et al. The moderating effect of National Culture on the Relationship Between Entrepreneurial Orientation and Strategic alliance portfolio extensiveness [J]. Entrepreneurship: Theory & Practice. 2002, 26 (4): 145～160.

[183] Jaworski, Kohli. Market orientation: Antecedants and consequences [J]. Journal of Marketing,1993,57:53～70.

[184] 张文彤主编. SPSS 统计分析高级教程[M]. 北京:高等教育出版社,2004.

[185] Bagozzi RP,Youjae Y,Phillips LW. Assessing construct validity in organizational research [J]. Administrative Science Quarterly, 1991, 36:421～458.

[186] Hitt MA, Ahlstrom D, Dacin MT,et al. The institutional effects on strategic alliance partner selection in transition econmies:China vs. Russia [J]. Organization Science, 2004,15(2):173～185.

[187] 吴明隆. SPSS 统计应用实务[M]. 北京:中国铁道出版社,2000.

[188] Nunnally JC. Psychometric Theory. McGraw－Hill, New York,1978.

[189] Churchill GA. A paradigm for developing better measures of marketing constructs [J]. Journal of Marketing Research, 1979,16: 64～73.

[190] Emory CW. Business Research Methods. Richard D. Irwin, Homewood, IL, 1980.

[191] Churchill GA. Marketing Research: Methodological Foundations, fourth ed. The Dryden Press, Chicago, IL, 1987.

[192] Ford JC, McCallum RC, Tait M. The application of exploratory factor analysis in applied. psychology: A critical review and analysis [J]. Personnel Psychology, 1986, 39: 291 ~ 314.

[193] Fornell C, Larcker DF. Evaluating structural equation models with unobservable variables and measurement error [J]. Journal of Marketing Research, 1981, 18 (1): 39 ~ 50.

[194] Hatcher L. A step − by − step approach to using the SAS system for factor analysis and structural equation modeling. SAS Institute Inc. , Cary, North Carolina, 1994.

[195] Segars AH. Assessing the unidimensionality of measurement: a paradigm and illustration within the context of information systems research [J]. OMEGA, 1997, 25 (1): 107 ~ 121.

[196] Madhavan R, Grover R. From Embedded Knowledge to Embodied Knowledge: New Product Development as Knowledge Management [J]. Journal of Marketing, 1998, 62 (4): 1 ~ 12.

[197] Kaj UK, Hannu V. The Role of tacit Knowledge in Innovation Processes of Small Technology Companies [J]. International Journal of Production Economics, 2002, 80: 57 ~ 64.

[198] Jayachandran S, Sharma S, Kaufman P, Raman P. The role of relational information processes and technology use in customer relationship management [J]. Journal of Marketing, 2005, 69: 177 ~ 192.

[199] Winter S. Understanding dynamic capabilities [J]. Strategic Management Journal, 2003, 24: 991 ~ 995.

[200] Tripsas M, Gavetti G. Capabilities, cognition, and inertia: evidence from digital imaging [J]. Strategic Management Journal, 2000, 21: 1147 ~ 1162.

[201] Ethiraj SK, Kale P, Krishnan MS et al. . Where do capabilities come from and how do they matter? A study in the software services industry [J]. Strategic Management Journal, 2005, 26: 25 ~ 45.

[202] Zollo M, Winter SG. Deliberate learning and the evolution of dynamic capabilities [J]. Organization Science, 2002, 13 (3): 339 ~ 351.

[203] Inkpen AC. The Management of International Joint Ventures: An Organizational Learning Per spective Routledge [M]. London, 1995.

[204] Young S. Outsourcing in the Australian health sector [J]. International Journal of Public Sector.

[205] Management, 2005, 18(1):25~36. Gulati R. Does familiarity breed trust? The implication of repeated ties for contractual choice in alliance [J]. Academy of management Journal, 1995,38(1):85~112.

[206] Hansen M, Nohria N, Tierney T. What's your strategy for managing knowledge? [J]. Harvard business review,1999,77(2):91~100.

[207] 李明生. 试论医院医学知识管理[J]. 中华医院管理杂志, 2002,18(9):553~555.

[208] Nancy Dixon. The neglecled receiver of knowledge sharing[J], Jvey business journal, 2002,66(4):35~40.

[209] Alavi J. Yasin M M. A systematic approach to tourism policy [J]. Journal of Business Research,2000, 48(2):147~156.

[210] Albino V. ,Claudio A G. ,Schiuma G. Knowledge transfer and inter-firm relationships in industrial districts:The role ofthe leader firm [J]. Technovation, 1999 (19): 53~63.

[211] Lindholm N. Learning processes in international joint ventures in China [J]. Advances in Chinese Industrial Studies,1997,(5):139~154.

[212] Berdrow I, Lane H W. International joint ventures:Creating value through successful knowledge management [J]. Journal of World Business, 2003,38:15~30.

[213] Eisenhardt,Kathleen M. Control:Organizational and Economic Approaches. Management Science ,1985; (2):134~149.

[214] Allen T J. Managing the Flow of Technology:Technology Transfer and the Dissemination of Technological Information Within the R&D Organization [M]. MIT Press,Cambridge, MA. 1997.

冶金工业出版社部分图书推荐

书　　名	定价(元)
城市化与产业集聚互动发展研究	25.00
区域产业竞争力——理论与实证	20.00
工业经济的比较优势分析	18.00
金融应用文写作知识与技巧	29.00
智能决策支持系统研究开发及应用	16.00
智力资本论——新时期科技经济学	39.00
英汉精算保险词典	55.00
倏忽之间——混沌与认识	15.00
国有企业公司化改制操作实务	35.00
职业流行病学研究方法与研究报告	30.00
经济增长支撑条件研究	15.00
知识工程与知识发现	85.00
全面规范化生产维护——从理念到实践(第2版)	38.00
智能管理系统研究开发及应用	20.00
投资项目可行性分析与项目管理	29.00
现代工业工程	19.00
市场竞争模拟——经营决策的好帮手(第2版)	16.00
全球企业战略联盟:模式与案例	28.00
重大事故应急救援系统及预案导论	38.00
中国职业安全健康管理体系内审员培训教程	50.00
重大危险辨识与控制	35.00
危险评价方法及其应用	47.00
多智能体计划调度系统的理论与应用	19.00
工业企业粉尘控制工程综合评价	27.00
矿业产权估价理论与方法	19.00
预测与决策的不确定性数学模型	16.00